歯科医院経営
実践マニュアル

ファンをつくり出す歯科医院経営

～信頼が歯科医院経営のすべて～

(有)ファイナンシャルプラス
代表取締役　澤泉千加良　著

(株)オフィスウエーブ
代表取締役　澤泉仲美子　著

クインテッセンス出版株式会社　2011

Tokyo, Berlin,Chicago, London, Paris, Barcelona, Istanbul, Milano, São Paulo, Moscow, Prague, Warsaw, New Delhi, Beijing and Bukarest

はじめに

「絆」「つながり」「一緒に」「共に」「支え合う」「力を合わせて」「ひとりじゃない」「見守っています」「支援」「貢献」……など、「人と人とのつながりが感じられる言葉」が、2011年3月、東北地方を中心に東日本で起こった未曾有の大震災を機に、多くのメディアでたくさん見聞きされました。

年齢・性別・地域・国を問わずたくさんの人たちから、これらの言葉をこんなにもたくさん見聞きしたのは、私の45年間の人生で初めてのことです。「命の尊さ」とともに、「人と人とのつながりの大切さ」を改めて強く感じました。

私が本書を執筆しているときに大震災は起こりました。毎日のようにメディアから流れる被災地の惨状や被災者の方々の悲しみの姿を目の当たりにし、被災者の皆さまのお気持ちを思うと、悲しい気持ちに陥り、気分が落ち込んだり、「自分に何ができるのか」と自問自答したりする日々が続きました。執筆活動がストップすることもありました。

そんなとき、冒頭のような「人と人とのつながりが感じられる言葉」や、その言葉を表現するたくさんの人たちの姿を見たりしたとき、だからこそ、歯科医院と患者さんとの信頼・絆を強くすることで、歯科医院のファン患者さんにたくさん来院いただける医院をつくるという「人と人とのつながりを大切にした歯科医院づくり」をテーマにした本書を執筆して、全国の歯科医師の皆さんに届ける意味があると、自分自身に強く言い聞かせることができ、執筆活動を再開させ、書き上げることができました。

私が歯科医院経営のサポートをさせていただく「トップ1％歯科医院倶楽部」を主宰して、この9年間、会員歯科医院様の経営コンサルティングを行ってきました。

ここ数年は、本書の中でも紹介している「紹介体質の歯科医院」や「共感者（ファン）来院型の歯科医院」という、「歯科医院と患者さんとのつながり」「人と人（先生やスタッフと患者さん、院長＝経営者とスタッフ）とのつながり」を大切にした歯科医院づくりのサポートに、とくに注力しています。

これらの歯科医院づくりは「歯科医院の良いところ」「先生やスタッフの良いところ」「歯科医院が患者さんから信頼されているところ」を活かした取り組みが必要です。ただ、取り組みを始める前は、これらのことに気づかないままに経営している先生方がとても多くいましたので、まずはそれらを発見するお手伝いをして、その後それらを活かして「歯科医院と患者さんとの信頼」「人と人との信頼」を強くする取り組みを、会員の皆さまと一緒に行うことで実現しております。

本書は、このように会員歯科医院の皆さまと一緒に、試行錯誤しながら実践してきた「歯科医院と患者さんとの信頼・絆を強くすることで、自院のファン患者さんにたくさん来院いただける歯科医院をつくる」取り組みと、それによって会員歯科医院の皆さまにもたらされた恩恵、「歯科医院経営のプラスサイクル」をご紹介したものです。第5章については、歯科医院のスタッフ教育会社㈱オフィスウエーブ代表の妻・澤泉仲美子が歯科医院と患者さんとの信頼を強くする「デンタルコーチング」について執筆しました。

歯科医院と患者さんとの「信頼」が土台として必要なことに、「リコール」「自費診療選択」「患者さんの紹介」があります。自分や大切な家族の健康を託す、ずっと来院し続ける、高額な医療費を支払う、大切な人を紹介するといったことは、歯科医院（先生、スタッフ、技術など）を信頼していなければあり得ないことだからです。

その患者さんの信頼がバロメーターの数字としてあらわれるのが、「リコール率」「自費診療選択率」「紹介患者数」です。今日、この3つの「信頼のバロメーターの数字」を高めていくことが、「歯科医院経営のプラスサイクル」をつくり出しています。

大震災を機に、歯科医院はもちろん、企業やお店などあらゆる経営で「患者さん（お客さん）との信頼を強くする」「人と人とのつながりを強くする」ことの大切さが再認識されています。その人と人との信頼やつながりの上に成り立つ「紹介」「口コミ」によって、ファン患者さん（お客さん）を拡大する取り組みに、改めて注目が集っています。

本書が、皆さんの歯科医院がこれまで以上に「患者さんとの信頼・絆が強い歯科医院」「人と人のつながりが強い歯科医院」となり、「たくさんのファンが来院する、ファンに支えられる歯科医院」となるキッカケになればうれしい限りです。

最後になりましたが、3冊目の本の執筆の機会をいただき、本書の執筆でも大変お世話になったクインテッセンス出版㈱佐々木一高社長はじめ、『歯科医院経営』村岡廣介編集長、宮田淳氏、営業部の方々など、本書の出版にかかわってくださったすべての関係者の皆さんに、心より感謝申し上げます。本当にありがとうございました。

また、大切な歯科医院の経営にかかわらせていただき、多くの経験をさせていただいてきました「トップ1％歯科医院倶楽部」「患者さん対応ブラッシュアップ倶楽部」会員の皆さま、本当にありがとうございました。皆さまの協力なしでは本書の実現はありません。これからも全力でサポートさせていただきます。

平成23年7月1日

「トップ1％歯科医院倶楽部」主宰
有限会社ファイナンシャルプラス
代表取締役　澤泉　千加良

●もくじ

第5章 先生・スタッフの魅力でファンをつくる／145

第6章　院長が表現者になりファンとの絆をさらに強くする／185

第1章

ファンがつくり出す歯科医院経営のプラスサイクル

1 「信頼」が歯科医院経営すべての土台

1 「患者さんの信頼の強さ」があらわれる信頼のバロメーターの数字

「歯科医院のファンだから歯科医院（先生・スタッフ・技術など）を信頼している」

「歯科医院（先生・スタッフ・技術など）を信頼しているから歯科医院のファンになった」

これらは、弊社主宰の「トップ1％歯科医院倶楽部」会員歯科医院の患者さんに、ヒアリングやアンケートを実施した際に出た声です。

「ファンになったから信頼する」「信頼したからファンになった」どちらの声も聴かれますが、歯科医院と患者さんとの間には**「信頼」**が存在することがわかります。

「歯科医院のファン患者さん」をつくるためには、歯科医院と患者さんとの「信頼を育てる」「信頼を強くする」ことが必要だということです。

その歯科医院と患者さんとの「信頼」が土台として必要なことに「リコール」「自費診療選択」「患者さんの紹介」があります。自分や大切な家族の健康を託すには、当然ながら「信頼」が必要ですが、「何度も何度もずっと来院する」「高額な医療費を支払う」「大切な人を紹介する」ことは、歯科医院（先生・スタッフ・技術など）を「信頼」していなければあり得ないことだからです。

その「患者さんの信頼の強さ」が数字としてあらわれるのが、**「リコール率」「自費診療選択率」「紹介患者数」**という**「信頼のバロメーターの数字」**です。

この３つの「信頼のバロメーターの数字」を高めていくことが「歯科医院経営のプラスサイクル」をつくり出しています。

２　「紹介」に焦点を当て歯科医院のファンを育てる

弊社では、歯科医院と患者さんとの「信頼を育てる」「信頼を強くする」ことで、この３つの「信頼のバロメーターの数字」中の紹介患者数を増やす取り組みを通じて、リコール率・自費診療選択率も高めて、**歯科医院経営のプラスサイクル**をつくり出すサポートをしています。

「歯科医院を紹介する」という行為は、リコール・自費診療選択という行為と異なり、自分だけでなく「身近にいる大切な人」という第三者がかかわるため、歯科医院へのより強い信頼が必要になってくるからです。ですから、紹介患者数を増やす取り組みを通じて、歯科医院と患者さんとの「信頼」を強くすることができると、リコール率・自費診療選択率にも良い影響を与えられるのです。

紹介患者数が多い歯科医院には、患者さんの「歯科医院への信頼度」「人（先生やスタッフ）への信頼度」「技術への信頼度」が高いという特長があります。ですから、患者さんは、歯科医院・人（先生やスタッフ）・技術の3つのことを信頼したときに、大切な人に歯科医院を紹介することがわかります。私は、この「3つの信頼度」が高い歯科医院のことを**「紹介体質の歯科医院」**と呼んでいます。

「トップ1％歯科医院倶楽部」会員歯科医院では、後述する**「紹介体質の歯科医院への体質改善プログラム」**を実践して、歯科医院・人（先生やスタッフ）・技術への患者さんの信頼を強くして、「紹介体質の歯科医院」をつくっています。その結果、

・継続来院してくれる
・患者さんを紹介してくれる
・先生やスタッフのアドバイスを受け入れてくれる
・診療に協力してくれる
・アンケートや医院改善の取り組みに協力してくれる

など、歯科医院を支えてくれる、歯科医院を応援してくれる「歯科医院のファン患者さん」の広がりにつながっています。それは、リコール率・自費診療選択率・紹介患者数という「信頼のバロメーターの数字」の高まりにもあらわれ、歯科医院経営のプラスサイクルをつくり出しています。

2 「紹介体質の歯科医院」への体質改善プログラム

1 歯科医院のファンをつくるための「信頼」の対象は皆違う

「紹介体質の歯科医院への体質改善プログラム」は、紹介体質の歯科医院に必要な、患者さんの「歯科医院への信頼度」「人（先生やスタッフ）への信頼度」「技術への信頼度」の**3つの信頼度**を強くしていくためのプログラムです。

歯科医院のファン患者さんをつくる上で必要な、歯科医院と患者さんとの信頼を育てる、信頼の絆を強くするためには、効果的なプログラムなのです。

「歯科医院と患者さんとの信頼」を育てる、その絆を強くするといっても、歯科医院のファンを育てるために強くする「信頼」の対象（歯科医院・人・技術）は、歯科医院によって異なるのも事実です。

皆さんの歯科医院が、ファンを育てるために強くする「信頼」の対象（歯科医院・人・技術）を見つける、決めるという**「信頼を強くする準備」**のためにも必要な取り組みですので、まずは紹介体質の歯科医院への体質改善プログラムについて説明していくことにします。

2　「紹介体質の歯科医院」への体質改善プログラムで信頼強化の準備をする

「紹介体質の歯科医院」への体質改善プログラムには、〔図表1〕のように8つのステップがあります。このステップを一つずつすすめていくことで、皆さんの歯科医院がファンを育てるために強くする必要のある「信頼」の対象（歯科医院・人・技術）を見つけ、それを強くしていくことができるのです。

〔図表1〕「紹介体質の歯科医院」への体質改善プログラム

①患者さんからの「紹介の言葉」を集める
②「３つの信頼」に分類する
③「紹介地図」をつくる
④「３つの信頼」の信頼度を確認する
⑤体質改善戦略を考える
⑥信頼を強くする取り組みを考える
⑦実践する取り組みを決める
⑧信頼を強くする取り組みを実践する

①患者さんからの「紹介の言葉」を集める

「○○歯科医院は〝□□だから〟行ってみれば！」というような、患者さんからの紹介の言葉の中の〝□□だから〟のところには、必ず「患者さんが紹介した理由」が入っています。

「患者さんが紹介した理由」＝「患者さんが歯科医院を信頼しているところ」です。ですから、紹介で来院した患者さんに「紹介者（患者さん）から歯科医院を〝どのような言葉〟で紹介してもらったか？」を聴かせていただく取り組みを行うことで、患者さんが歯科医院の何を信頼してくれているかを把握することができます。

また、「患者さんに信頼されているところ」をスタッフに教えてあげると、自分が働いている歯科医院に対しての自信や安心につながり、スタッフの仕事へのモチベーションが高まります。

これは「受付」「問診票（簡易アンケート）」「初診カウンセリング」「チェアサイド」など、紹介の言葉を聴くタイミングを決めることで実施しやすくなります。

②「３つの信頼」に分類する

皆さんの歯科医院で、歯科医院・人・技術への患者さんからの「信頼度」を把握するために、①の患者さんからの「紹介の言葉」を集める取り組みをされたら、その集めた「紹介の言葉」の中に含まれている「患者さんが紹介した理由」を、歯科医院への信頼、人（先生やスタッフ）への信頼、技術への信頼などと「３つの信頼」に分類してみてください（図表２）。

その結果は「３つの信頼」に、ほとんど集約されていることが確認できると思います。患者さんは、歯科医院・人（先生やスタッフ）・技術の**３つのことを信頼できたとき、大切な人に歯科医院を紹介している**ということのあらわれです。

③「紹介地図」をつくる

「紹介地図」とは、紹介によって来院した患者さんのつながりを、過去〜現在まで「家

〔図表2〕「3つの信頼に」分類する

①「歯科医院」への信頼

「衛生面で安心」「待たない」「明るい」「キレイ」「子どもがこわがらない」「個室（プライバシー確保）」「設備が新しい」など

②「人（先生・スタッフ）」への信頼

「わかりやすい説明」「よく話を聴いてくれる」「人柄（親しみやすい、優しい）」「勉強熱心」「対応がよい」など

③「技術」への信頼

「痛くない」「ていねい」「○○専門（インプラント，子ども）」「最新の技術」など

〔図表3〕「紹介地図」をつくる

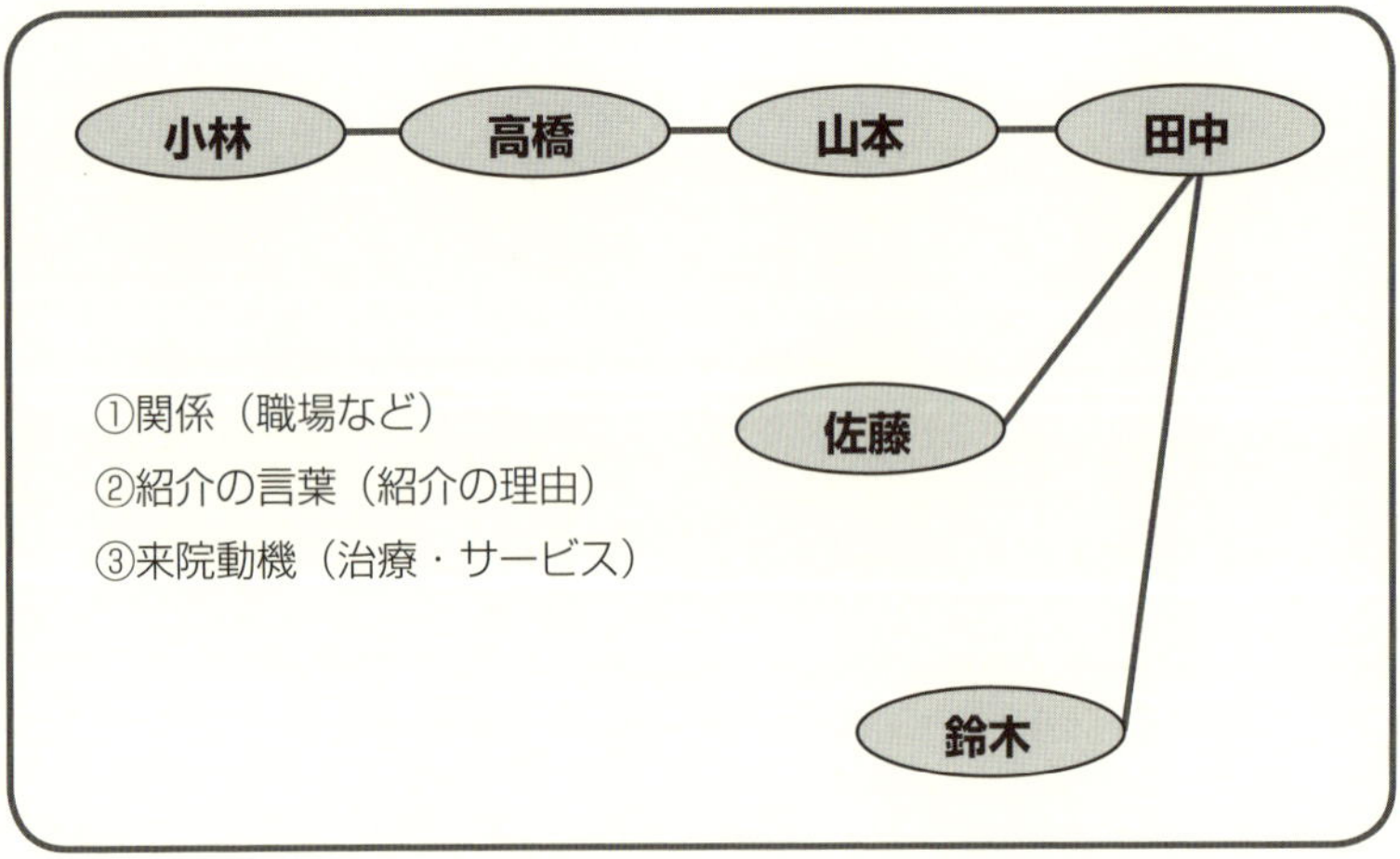

系図」のように描いたものです〔図表3〕。

患者さんの名前のところに、「紹介の言葉」(紹介した理由)を書いて、「紹介した理由」のつながりを把握できるようにします。そのつながりの回数を見ることで、**「3つの信頼」(＝紹介した理由)のうち、どの信頼が強いか**を確認できます。

④「3つの信頼」の信頼度を確認する

皆さんの歯科医院の患者さんからの、歯科医院・人(先生やスタッフ)・技術それぞれの**「信頼度」**と**「信頼強度」**を確認します。

「3つの信頼」に分類したそれぞれの「紹介した理由の量(数)」から、皆さんの歯科医院の「3つの信頼への信頼度」が確認できます。

また、「紹介地図」の「紹介した理由のつながりの回数」から、皆さんの歯科医院の「3つの信頼の強度」が確認できます。

⑤体質改善戦略を考える

これには2つの方向があります。

ひとつは、これまで集めたそれぞれの「信頼度」と「信頼強度」をもとに、患者さんからの**「信頼度」の低いところを高める取り組み**を行って、「3つの信頼」のバランスがとれた体質の歯科医院づくりを行うのか。

もうひとつは、患者さんからの**「信頼度」**と**「信頼強度」がともに高い部分**を、患者さんからもっとも信頼されている歯科医院の最大の強み（売り）、患者さんからもっとも共感されている歯科医院の最大の共感ポイントとして、さらに高める取り組みを行うのかです。それによって、皆さんの歯科医院独自の「体質改善の戦略」を考えます。つまり、皆さんの歯科医院がファンをつくるために強くする必要がある「信頼」の対象（歯科医院・人・技術）を決める取り組みです。

⑥信頼を強くする取り組みを考える

⑤のステップで考えた、皆さんの歯科医院の「体質改善戦略」にもとづいて、歯科医院のファンを育てるために強くする必要がある対象に対して、より信頼を強くするための取り組みを考えていきます。

この際には「患者さんが紹介した理由」＝「患者さんが信頼しているところ」ですから、①のステップで集めて、②のステップで、「3つの信頼」に分類した「紹介した理由」を参考に、それぞれの**「紹介した理由」にかかわる物事の量（数）を増やす取り組み**と、**「紹介した理由」の質を高める（成長させる）取り組み**を考えていきます。

その取り組みがそのまま、「紹介した理由」が属するそれぞれの信頼に対しての、患者さんの信頼を強くする取り組みになります。

〈例1〉「歯科医院」への信頼を強くする取り組みを考える場合

◇「紹介した理由」を参考にする……「衛生面がとても安心」「待たない」「明るい雰囲気」

「キレイ」「子どもがこわがらない」「新しい設備」「個室（プライバシー）」など

◇それぞれの「紹介した理由」について、「紹介した理由」にかかわる物事の量（数）を増やす取り組み、「紹介した理由」の質を高める（成長させる）取り組みを考える

（例）「衛生面がとても安心」という「紹介した理由」の場合

「紹介した理由」にかかわる物事の量（数）を増やす取り組みを考える

◆滅菌消毒機器を増やす／高圧蒸気滅菌器、ガス滅菌器、ハンドピース洗浄注油器、超音波洗浄機、紫外線保管庫、滅菌パックなど

◆滅菌・殺菌・消毒設備、システムを増やす／手術用完全個室、水消毒装置付ユニット、手術用手洗い装置、ノンタッチ水洗システム、空気清浄機、バリアフィルム、ユニットの患者さんごとの殺菌、スリッパ殺菌保管庫など

◆ディスポーザブル製品を増やす／紙コップ、エプロン、グローブ、ペーパータオル、スリッパ、紙トレー、ヘッドレストカバー、注射液、注射針、メスなど

◆清掃・衛生面に力を入れる／トイレ・パウダールームの清掃回数を増やす、医院外を清掃する、ペーパータオル採用、白衣・ユニフォームの洗濯、スタッフのメイクなど

◆「紹介した理由」の質を高める（成長させる）取り組みを考える／滅菌・殺菌・消毒機器、設備、システムのレベルアップ、院内感染防止研修の受講、マニュアル整備、専門業者による院内清掃など

〈例2〉「人（先生やスタッフ）」への信頼を強くする取り組みを考える場合

◇「紹介した理由」を参考にする……「わかりやすく説明してくれる」「話をよく聞いてくれる」「人柄（親しみやすい、優しいなど）」「対応がとても良い」「勉強熱心」など

◇それぞれの「紹介した理由」について「紹介した理由」にかかわる物事の量（数）を増やす取り組み、「紹介した理由」の質を高める（成長させる）取り組みを考える

（例）「わかりやすく説明してくれる」という「紹介した理由」の場合、「紹介した理由」にかかわる物事の量（数）を増やす取り組みを考える

◆説明する場・機会を増やす／受付、チェアサイド、カウンセリング、電話・メール相談、初診相談、セミナーなど

◆説明する媒体を増やす／ホームページ、ブログ、小冊子、チラシ、掲示物など

◆説明する人を増やす／勤務医、歯科衛生士、カウンセリング専任スタッフなど

◆「紹介した理由」の質を高める（成長させる）取り組みを考える／「ミーティングでの説明の練習（ロールプレイング）の実施、説明技術」「話し方・言葉づかい研修の受講」「説明用資料（説明ファイル、パソコン資料、画像ソフトデータ、小冊子、ホームページなど）の充実と内容の見直し、レベルアップ」「カウンセリング、初診相談等の内容の見直し、レベルアップ」など

〈例3〉「技術」への信頼を強くする取り組みを考える場合

◇「紹介した理由」を参考にする……「○○専門（インプラント、子どもなど）」「予防についても教えてくれる」「最新の技術」「痛くない」「上手」など

◇それらの「紹介した理由」について、「紹介した理由」にかかわる物事の量（数）を増やす取り組み、「紹介した理由」の質を高める（成長させる）取り組みを考える

（例）「○○専門（インプラント、子どもなど）」という「紹介した理由」の場合、「紹介した理由」にかかわる物事の量（数）を増やす取り組みを考える

◆「○○（専門領域）の症例の小冊子、医院新聞、説明資料、ホームページなどでの表現数を増やす」「○○（専門領域）の新技術を取得・導入」「○○（専門領域）の新システム・設備機器・材料の導入」「○○（専門領域）の専用診療室の設置」「○○（専門領域）の専用診療時間、専用診療日を設ける」「○○（専門領域）の専門スタッフの拡充」「○○（専門領域）の専門情報の発信機会を増やす（○○（専門領域）書籍の出版、○○（専門領域）セミナー・学会の講師の実施）」など

◆「紹介した理由」の質を高める（成長させる）取り組みを考える／「○○（専門領域）の新技術取得、レベルアップの研修会に参加する」「○○（専門領域）のシステム・設備機器・材料のレベルアップ」など

⑦実践する取り組みを決める

考えた複数の取り組みに優先順位をつけて、実践する取り組みを決めます。

⑧信頼を強くする取り組みを実践する

優先順位が高い取り組みから実践して、皆さんの歯科医院がファンをつくるために強くする必要がある対象（歯科医院・人（先生やスタッフ）・技術）に対する患者さんの信頼を強くします。

ご紹介してきた「紹介体質の歯科医院への体質改善プログラム」は、歯科医院への強い信頼が必要な「紹介患者数」が多い歯科医院づくりを通じて、「歯科医院のファン患者さん」をつくるために必要な「信頼の絆を強くする」ことができます。

「歯科医院への信頼」「人（先生やスタッフ）への信頼」「技術への信頼」の「3つの信頼」のうち、「技術への信頼を強くする」取り組みは、「トップ1％歯科医院倶楽部」会員歯科医院が個々で考え、実践してきましたが、歯科医院・人（先生やスタッフ）への患者さんの信頼を強くする取り組みは、多くの会員の皆さんと一緒に考え実践することで、「紹介体質の歯科医院づくり」や「歯科医院のファンづくり」を実現してきたものです。

第2章～第4章と第6章では、会員の皆さんと一緒に考え、実践してきた「歯科医院への患者さんの信頼を強くする」ことで、歯科医院のファンをつくる取り組みと「人（先生やスタッフ）への患者さんの信頼を強くする」ことで、歯科医院のファンをつくる取り組みを多数ご紹介していきます。

第2章

歯科医院の取り組みで信頼・絆を強くする

1 エシカルサービスの提供（社会貢献の実践）で信頼・絆を強くする

1　エシカル行動（社会貢献を意識した行動）をする人たちが増えている

東日本大震災後の過度な自粛・節約ムードが広がったことで、落ち込んでいた消費活動の回復の一助となったのが、さまざまな企業が行っている「収益の一部や全額を東日本大震災被災者への義援金や寄付にあてる取り組み」です。

「ファッション通販サイト〝ゾゾタウン〟が販売したチャリティーTシャツ（税込2100円のTシャツを購入すると、2000円が日本赤十字に寄付される）が、2週間で約15万枚完売。3億円強の売上」

「クロネコヤマトのヤマトホールディングスは〝宅配便1個につき10円を寄付〟して東日本大震災の被災者支援。2010年度と同程度の個数を取り扱った場合、寄付金は約130億円」

「イオンは〝がんばろう日本！　黄色いレシートキャンペーン〟を全国約1150店で開始。レシートを店内専用ポストに投函すると、買物額の1％を東日本大震災の復興支援のために寄付する」

などに見られる「消費行動が被災者支援・被災地復興につながる」「応援消費」「エシカル消費」と呼ばれる消費行動です。

東日本大震災発生後、被災者・被災地支援のための寄付や節電など、エネルギーや環境への配慮をしたさまざまな形の「社会貢献」に関心が高まり、それが消費者心理に反映していることがわかります。

私もそうでしたが、皆さんも同じような心理状態ではなかったでしょうか。

「自分や歯科医院の消費行動などのあらゆる行動が、被災者・被災地支援や社会貢献につながれば」という思いを持っている人たちがたくさんいるということです。

2　「エシカル歯科医院づくり」が「共感者来院型の歯科医院」となる

社会への貢献や配慮を意味する言葉が〝エシカル〟と呼ばれ、「社会への貢献や配慮を意識した消費行動」が、「エシカル消費」といわれています。

「エシカル消費」の先駆け的な取り組みとして有名なのが、ボルヴィック社の「1ℓ for 10ℓ」プログラムです。

「ボルヴィックの水を1リットル買うごとに、10リットルの水がアフリカの井戸から生まれる」という取り組みで、多くの消費者の支持を集めました。

このような「エシカル消費」を、特別なことではなく当たり前の消費行動と考える人たちが、東日本大震災発生後に増え、そして広がっています。

「消費者」＝「来院者」です。

歯科医院で、この消費者（来院者）の心理的変化、社会への貢献や配慮を意識した消費行動の〝エシカル消費〟に対応していくことは、

・来院者との信頼関係

・スタッフとの信頼関係

・来院者（患者さん）に安心して医療を受けていただくためなど、これからの歯科医院の経営にとって大切な活動となります。

これからは、来院者（患者さん）の皆さんに、**「エシカル歯科医院」**と感じられる取り組みを行っていることが、**「歯科医院への来院行動」＝「被災者・被災地支援等の社会への貢献や配慮を意識した行動」→「エシカル来院」となり、皆さんの歯科医院、先生やスタッフの皆さんの「共感者の来院」や「共感者の輪の広がり」につながっていきます。**

こうした努力が「共感者来院型の歯科医院」につながり、多くの「来院していただける人」「共感していただける人」「紹介していただける人」を生み出していくのです。

3　患者さん貢献につながるエシカルサービス例

サポート先の歯科医院との相談の中で生まれた、いくつかの取り組みを紹介いたします。

☆患者さんへの「予防意識」の啓蒙・普及の機会に

「予防と社会貢献をからめたエシカルサービス」

東日本大震災発生後は、義捐金寄付や支援物資の送付など、被災者・被災地支援の経験による「社会貢献意識」の高まりとともに、震災や節電、停電を経験したことで、「リスクに備える」「何かに備えて行動する」というような、「予防意識」も高まっているといわれています。

ですから、来院者（患者さん）の方々の「社会貢献」と「予防」という、２つの意識の高まりに対応できる「予防と社会貢献をからめたエシカルサービス」は、歯科医院だから提供できる「エシカルサービス」ともいえます。

患者さんの健康維持・向上に貢献できる「予防の啓蒙・普及・体験」を兼ねた「エシカルサービス」の提供を考えてみてはいかがでしょうか。

◇ＰＭＴＣ・ホワイトニング・デンタルグッズの収益の一部を日本赤十字社に継続的に寄付

◇予防のための来院者１人につき、○○円を日本赤十字社に継続的に寄付

◇年４回の予防来院達成者１人につき、○○円を日本赤十字社に寄付

◇ＰＭＴＣ・ホワイトニング・矯正・デンタルグッズなどの体験談（感想文）を書いて

いただいた方1人につき、○○円を日本赤十字社に寄付
◇キッズクラブの入会金全額とキッズクラブの子どもたちのデンタルグッズ購入の利益全額を日本ユニセフ協会に寄付——キッズクラブメンバーの子どもたちが、被災地の子どもたちを応援する
◇「東日本大震災被災者支援寄付金（矯正治療費の10％）付きの矯正治療」を提供（日本赤十字社に寄付）
◇矯正治療費（装置技術料）の5％と毎回の処置調整料の10％を、日本赤十字社と日本ユニセフ協会に寄付して被災者を継続的に支援

☆患者さん対応のレベルアップや医院改善の機会に

「患者さんの満足度アップと社会貢献をからめたエシカルサービス」の提供を考えてみてはどうでしょうか。

「スタッフの患者さん対応力・サービス力のレベルアップ」や「院内改善」をはかるために、「患者さんの声を聴かせていただく」「来院中の患者さんに、スタッフの対応や医院全体を意識して見てもらう」など、患者さんに協力していただきながら、エシカルサービスを継続的に行っていくのです。

◇歯科医師やスタッフの対応に満足いただけた方に、日本赤十字社（or 日本ユニセフ

協会）の募金箱に募金していただく➡「自分たちの患者さん対応等の仕事が、被災者支援につながっている」ことをスタッフに意識させることで、スタッフの患者さん対応力のレベルアップにつなげる。

◇「毎回患者さんアンケート」を実施。アンケート回収１枚に付き○○円を日本赤十字社に寄付➡「自分たちがアンケートに回答して、医院改善に協力することが被災者支援につながる」と患者さんに思っていただくことで、日頃より多くの患者さんの声を聴かせていただけるようにする。

ご紹介した「予防と社会貢献をからめたエシカルサービス」や「患者さん満足度アップと社会貢献をからめたエシカルサービス」は、サポート先歯科医院の皆さんとの相談の中から生まれてきた取り組みです。

自院や自院の患者さんに適した「エシカルサービス」や「被災者・被災地支援等の社会貢献の取り組み」を考えて実行することが、来院者（患者さん）の「社会貢献」への意識が一気に変化した今だからこそ、来院者に支持・共感される歯科医院づくりのキーポイントになります。

皆さんの医院には「被災地・被災者に何か役に立ちたい」「今、自分に何ができるのか？」と思っているスタッフの皆さんが多くおられるのではないでしょうか？

そのスタッフとともに「エシカルサービス」や「被災者・被災地支援等の社会貢献の取

り組み」を考え、歯科医院で実行して、「被災者・被災地支援等の社会貢献活動」にスタッフを参加させることは、スタッフの心の安定や仕事へのモチベーションにつながりますので、スタッフのためにも大切な取り組みとなります。

4　地域社会への貢献も考える

そしてもう一つ。

・歯科医療自体が社会貢献活動
・歯科医院自体が社会貢献機関
・歯科医師・スタッフ自体が社会貢献人

であることです。ですから、日々の「歯科診療」による社会貢献・地域貢献の他に、

・地域の皆さんの歯科相談の継続実施
・地域の皆さんの無料検診の継続実施
・地域の皆さんへの歯の健康情報提供
・地域の施設・医療機関・企業での歯科予防講演
・撤去金属リサイクル（Tooth Fairyプロジェクト）等のボランティア活動への協力

など、歯科医院・歯科医師・スタッフだからできる社会貢献・地域貢献活動、歯科医療を通じてできる社会貢献・地域貢献活動の幅を広げる機会にしてみてください。

患者さんをファン化するためにも、こうした貢献意識をより一層高める努力をしていただきたいものです。

その上で、「被災者・被災地支援等の社会貢献のための歯科医院での取り組み（エシカルサービス）」や歯科医院・歯科医師・スタッフとしての社会貢献・地域貢献活動を行っていることを、「院内掲示」「医院案内」「医院新聞」「ホームページ」「ブログ」などで積極的に表現してください。それは、けっして売名行為のためではありません。歯科医院のためではなく、患者さんや地域の人たちのために行うのです。

「THE BODY SHOP」（スキンケア商品など）

http://www.the-body-shop.co.jp/values/index.html

は、環境保護をはじめ、さまざまな社会貢献活動を積極的に行っている世界的企業です。その活動を積極的に表現することが、環境保護などへの啓蒙活動にもつながるということで、ホームページをはじめいろいろな媒体で、企業姿勢や社会貢献活動を表現して、共感した多くの消費者から支持を集めています。

皆さんの「社会貢献・地域貢献」への姿勢に、共感いただける来院者（患者さん）もこれからますます増えていくでしょう。それが社会全体の流れですから、ぜひ取り組んでください。

2 5つのタイミングでの情報提供で信頼・絆を強くする

1 患者さんとの信頼関係は時間の上につくられる

「歯科医院と患者さんとの信頼関係」や「歯科医院を支持してくれるファン患者さん」を「育てる」ためには、「患者さんとのコミュニケーションに時間を投資して育てていく」ことが大切です。

その患者さんとのコミュニケーションの中でも「患者さんへの情報提供」は「信頼を育てる」「ファンを育てる」ために欠かせない取り組みです。

患者さんへの情報提供が足りないと、「信頼を育てる」「ファンを育てる」のとは逆に、患者さんに「不安・不満・不信」を与える原因となってしまいます。

「娘の歯医者の予約完了。初めての歯医者だけど大丈夫かちょっと心配」

「近所の歯医者さんに電話してみたけど、受付の感じ悪い！　予約したけど、本当に大丈夫かなこの歯医者？」

「仕事が忙しく、治療途中の歯を4ヵ月放置しています。最近、ちょっと痛いです」

これらは、ツイッターにみる「歯科医院への不安」や「患者さんの問題」が感じられる患者さんの声ですが、「患者さんへの情報提供不足」が原因で、「不安」「問題」が生じ、発せられた声だと感じられます（52ページ参照）。

　このような患者さんへの情報提供不足が原因で生まれている「患者さんの不安・不満・不信」は多々あるので、「患者さんへの情報提供」に、時間・労力を投資することは、歯科医院にとってきわめて重要なことです。

2　5つのタイミングで情報提供を

「患者さんへの情報提供」と聞くと、来院中の患者さんへの歯科医院での情報提供とだけ考えてしまいがちです。

　しかし、「歯科医院と患者さんとの信頼関係づくり」や「歯科医院を支持してくれるファン患者さんを育てる」ためには、ワンタイミングでの情報提供ではなく、複数のタイミングでの情報提供することが、きわめて重要です。

　私は、歯科医院では、①事前提供、②初期提供、③来院中提供、④来院後提供、⑤継続提供……の〝5つのタイミング〟で患者さんへ情報提供していくことをおすすめしています。〔図表5〕はその一例です。

　複数のタイミングで情報提供することで、「歯科医院選び→治療終了」までの間に「歯科医院と患者さんとの信頼」を育てていきます。それが、治療終了後の「紹介」や「継続

〔図表4〕 患者さんなどへの情報提供法

①院内掲示物
②医院新聞（メールマガジン）
③小冊子
④手渡しチラシ
⑤説明・会話
⑥カウンセリング（先生＆スタッフ）
⑦郵送物（リコール＆気づかいはがき・DMなど）
⑧ホームページ・ブログ・Twitter・Facebook
⑨医院コミュニティ（セミナー＆会報誌＆懇親会）
⑩初診相談
⑪歯科医院・治療説明会
⑫メール・電話相談
⑬美容室・スポーツジム・医院などでのお客様・患者さん・従業員への情報提供（勉強会講師、情報誌（新聞）連載執筆等）……など

＊これらの「患者さんなどへの情報提供方法」の中から「自院に適した方法」や「自院で実行できる方法」を考えて選びます。

来院」「再来院」につながります。

とりわけ、⑤の継続提供は、患者さんの歯の健康維持に対しての歯科医院の想いや先生の考え方を、患者さんにしっかりと伝える機会にもなります。そして、患者さんに対して「歯の予防の大切さ」などの情報を継続的に投げかけ、患者さんの予防のための継続来院のキッカケを、定期的に提供することになります。

「患者さんへの情報提供」は、「患者さんのため」に実践することですが、結果的に「歯科医院のため」にもなるのです。

歯科医院と患者さんとの信頼関係づくりや、歯科医院を支持してくれるファン患者さんを育てるためにも、ここで取り上げた〝5つのタイミング〟での情報提供は、必須の活動です。

〔図表5〕“5つのタイミングでの情報提供例”

①事前提供

【目的】　◇歯科医院を探す・選択のサポート
◇自院で貢献できることを患者さんに選んでいただく
◇来院者の期待をしぼる
【方法】　◇ホームページ・ブログで歯科医院の情報を表現
◇ホームページで資料請求を受け付け医院案内冊子などの送付
◇初診相談・メール相談
◇治療（医院）説明会の開催
◇歯科医院の見学・個別相談会の開催
◇紹介者・モニター患者さんからの情報提供……など

②初期提供

【目的】　◇来院への不安の解消
◇選択の正しさを伝える（安心感）
◇治療・予防のサポート
◇説明のサポート（予習）……など
【方法】　◇ホームページ・ブログで歯科医院の情報を表現
◇誠意ある電話応対
◇新規来院希望者に医院案内等の送付
◇来院前メール相談……など

③来院中提供

【目的】　◇治療への不安や不明点の解消
◇治療・予防のサポート
◇説明のサポート（予習）
◇治療選択のサポート……など
【方法】　◇ホームページ・ブログで歯科医院の情報を表現
◇医院案内冊子・リーフレットの提供
◇院内掲示・DVD 放映
◇待合室での閲覧情報提供（資料など）
◇初回カウンセリングの実施……など

④来院後提供

【目的】　◇治療への不安や不明点の解消
◇治療・予防のサポート
◇今回の説明の復習
◇治療選択のサポート……など
【方法】　◇ホームページ・ブログで歯科医院の情報を表現
◇治療内容・帰宅後の注意点の案内チラシの提供
◇次回治療予定の案内（予習）
◇来院前メール相談……など

⑤継続提供

【目的】　◇歯の予防・健康維持のサポート
◇周りの人たちへの紹介のサポート
【方法】　◇ホームページ・ブログで歯科医院の情報を表現
◇医院新聞の提供
◇リコール案内
◇相談窓口（メールなど）の設置
◇医院コミュニティ（セミナーなど）……など

3 〝空間別挨拶〟の実践で信頼・絆を強くする

1 あるスポーツジムのコンセプトに学ぶ

私は「自分自身のトレーニング」と「歯科医院経営サポートのための勉強」を兼ねて、長い期間スポーツジムに通っています。

そのスポーツジムが、お客様（会員）の満足度を高めるために行っている取り組みを、歯科医院の経営に取り入れ、実践することで、患者さんの満足度を高めることに成功しているサポート先歯科医院があります。

まずは、その取り組みについてご紹介いたします。

私が通っているスポーツジムは、行ってから帰るまで、とても快適で心地よい時間を過ごさせてくれます。

その要因はいくつかありますが、

「挨拶によって〝2つの空間〟の雰囲気をつくり出していること」

が、その一つにあげられます。

このジムは、入会金や月会費などの料金設定を、平均的なスポーツジムの料金設定よりかなり高めにすることで、会員層・会員数を絞っています。

つまり、スポーツジムを利用する**〝人のタイプ〟や〝人の数〟を絞っているのです。**

そうすることで、スポーツジム全体に**〝ゆとりが感じられる雰囲気〟**をつくり出して、このスポーツジムの
「ビジネスクラスのフィットネス空間を提供する」

というコンセプトどおりの空間づくりを実現しています。

さらに、**「スタッフの皆さんの挨拶によって、2つの空間の雰囲気をつくり出している」**ことも、快適で心地よい時間を過ごさせてくれる大きな要因になっています。

このスポーツジムには、大きく分けて「ロビーフロア」と「ジム・フィットネスフロア」の〝2つの空間〟があります。この〝2つの空間〟では、まったく異なった雰囲気を体感することができますが、異なった雰囲気をつくり出しているのが、スタッフの皆さんの〝挨拶〟です。

「ロビーフロア」は、この〝スポーツジムの顔となる空間〟です。

そのため、このスポーツクラブの「ビジネスクラスのフィットネス空間を提供する」というコンセプトどおりの空間の雰囲気をつくり出し、その雰囲気を来店した会員の皆さんに感じてもらうために、フロントスタッフの皆さんは〝ていねいな挨拶〟〝美しい挨拶〟を

心がけていることが感じられます。

たとえば、ロビーフロアでエレベーターを降りるとすぐに、10メートルくらい先のフロントにいるフロントスタッフが〝美しくていねいな挨拶〟で迎えてくれます。フロントで会員証を渡し、ロッカーキーを受け取る際も、実に美しくていねいな、落ち着いた笑顔を添えた挨拶でスポーツジムに迎え入れてくれます。

フロントスタッフの皆さんの〝美しくていねいな挨拶〟は「ビジネスクラスのフィットネス空間を提供する」というコンセプトにマッチしていて、**スポーツジムの顔となる空間の雰囲気**を実によくつくり出しています。

もう一つの空間、「ジム・フィットネスフロア」は、「スポーツジム」という施設のメインの空間です。

〝身体を動かす〟〝身体を鍛える〟〝運動する〟〝楽しむ〟という「スポーツジムの利用目的・役割」を果たす空間の雰囲気をつくり出して、その雰囲気を来店した会員の皆さんに感じてもらうために、インストラクタースタッフの皆さんは「元気な挨拶」「明るい挨拶」を心がけていることが感じられます。

ロッカールームで着替えを済ませてエレベーターで、ロビーフロアからジム・フィットネスフロアに行くとすぐに、インストラクタースタッフが〝ハキハキとした言葉〟〝大きく元気な声〟〝明るい笑顔〟の〝元気で明るい挨拶〟で迎えてくれます。

インストラクタースタッフの皆さんの〝元気で明るい挨拶〟は**スポーツジムの利用目的・役割**にマッチしていて、「スポーツジム」という施設の〝メインの空間の雰囲気〟を見事につくり出しています。

このように、スタッフの皆さんの「空間」や「仕事（役割）」に応じた挨拶が、「2つの空間に適した雰囲気」をつくり出していることで、「ロビーフロア」と「ジム・フィットネスフロア」の「2つの空間」で、心地よく快適な時間を過ごすことができると同時に、スポーツジム全体でも、心地よく快適な時間を過ごすことができるのです。

2　歯科医院でも各空間を快適にする〝挨拶〟を

一つの歯科医院にも、「受付」「待合室」「診療室」「個室診療室」「手術室」「予防スペース」「カウンセリングルーム」など、いくつもの〝空間〟が存在します。

そして、その〝空間〟にいる人（患者さんなど）は、

・歯科医院への来院目的
・痛みがある、痛みがない
・精神状態

などが異なります。

異なるタイプの人や異なる精神状態の人がいる〝空間〟が、同じ雰囲気でよいのでしょ

うか？

その空間に適した雰囲気をつくり出すほうが、その空間にいる人（患者さんなど）は、最良の精神状態で治療を受けたり、相談したり、そして快適な時間を過ごすことができるようになります。

その〝空間の雰囲気〟をつくり出す上で、大切な要素となるのが先生やスタッフの皆さんの〝挨拶〟です。

ですから、

「一つの歯科医院」に「一つの種類の挨拶」

「一つの職種」に「一つの種類の挨拶」

「一人の人間」に「一つの種類の挨拶」

とだけ考えるのではなく、

「一つの空間」に「一つの種類の挨拶」

という考えも加えることで、「空間別の挨拶」を実施することが大切です。

サポート先の歯科医院では、このスポーツジムの取り組みを参考に、歯科医院という空間全体として、コンセプトどおりの雰囲気をつくり上げる取り組みを行っています。

その上で、歯科医院を「受付」「待合室」「診療室」「個室診療室」「ケアルーム」「カウンセリングルーム」という空間に分けて、それぞれの空間に適した挨拶と雰囲気づくりを行っています。

◆「受　　付」↓コンセプトどおりの雰囲気
◆「待合室」↓リラックスできる雰囲気
◆「診療室」↓落ち着いた、やすらぐ、優しい、温かい、安心できる雰囲気
◆「個室診療室」↓落ち着いた、安心できる、癒される、特別な雰囲気
◆「予防スペース」↓明るい、癒される、親しみが感じられる雰囲気
◆「カウンセリングルーム」↓リラックスできる、安心できる雰囲気

というように、「空間別に適した雰囲気」を考えます。

そして、それぞれの空間にいる先生やスタッフが、「空間別の挨拶」を意識して実践することで、それぞれの空間に適した雰囲気をつくり出すことができます。

それぞれの空間に適した雰囲気をつくり出すことは、その空間にいる人（患者さんなど）が、最良の精神状態で、相談や治療方法を選択し、治療を受けてもらうためには大切な取り組みです。

先生方も、

「当院の、この〝空間〟はこういう雰囲気をつくり出すことが必要。だからこの〝空間〟では、こういう種類の挨拶をして、空間の雰囲気をつくり出そう」

と考えることで、「空間別の挨拶」を取り入れてみてほしいものです。

4 「+α」のコミュニケーションで信頼・絆を強くする

1 歯科医院などへの不安・不満・不信の声を把握する

患者さんへの「アンケート調査」「ヒアリング調査」や「カウンセリング」の際、あるいは患者さんからの「クレーム」などから、歯科医院・歯科医師・スタッフなどへの患者さんの不安・不満・不信の声を見聞きすることがあります。

最近では、ツイッターの〝つぶやき〟にも、ツイッターユーザーが歯科医院に行った際に感じた「歯科医院・歯科医師・スタッフなどへの不安・不満・不信がキッカケとなったつぶやき」が多数存在します。

ただ、歯科医院・歯科医師・スタッフなどへの患者さんの不安・不満・不信の声を見聞きしていて感じるのは、これらの声のほとんどは、けっして大きな出来事や大きなキッカケが原因で生まれたものではなく、

「ほんの少しのコミュニケーション不足」

が原因で生まれていることがわかります。

悪気があるわけではなく、その大切さに気づいていないことが原因で起こる「ほんの少しのコミュニケーション不足」が原因で、歯科医院・歯科医師・スタッフなどへの不安・不満・不信が生まれてしまっているのです。

逆にいうと、それらの不安・不満・不信が、患者さんの気持ちの中に生まれないようにするためには、大きなことをするのではなく、それらの原因となっている「ほんの少しのコミュニケーション不足」を補うための

「＋α」のことを伝える
「＋α」のことを行う
「＋α」のことを与える

などといった、今までとくらべて「＋α」のコミュニケーションを、患者さんと行うことによって、

・歯科医院・歯科医師・スタッフへの不安・不満・不信の発生を防ぐ
・歯科医院・歯科医師・スタッフへの不安・不満・不信を和らげる

ことができるということです。

これは**「歯科医院のマイナスイメージの感染」**や**「クレームの発生」を防ぐなど、歯科医院のリスクマネジメント対策**としてもとても大切です。

その上、「＋α」のコミュニケーションを患者さんと行うことは、「患者さんとの信頼関

係を育てて歯科医院のファンをつくる」ためにも役立つのです。

2　「＋α」のコミュニケーションをするための3つのステップ

「＋α」のコミュニケーションをしっかりとっていくトレーニングのひとつに、ツイッターの「歯科医院・歯科医師・スタッフなどへの不安・不満・不信がキッカケとなったつぶやき」を活用して、その原因を確認し、対策を考える方法があります。

それには、次の3つのステップを踏むとやりやすくなります。

・どんなコミュニケーションの不足が、歯科医院・歯科医師・スタッフへの不安・不満・不信を生んでいるのか、その原因となるコミュニケーション不足に気づく

・コミュニケーション不足から、不安・不満・不信を生まないための＋αのコミュニケーションを考える

・＋αのことを伝える、＋αのことを行う、＋αのことを与えるなどといった、＋αのコミュニケーションを患者さんと行う

①歯科医院などへの不安・不満・不信がキッカケとなったつぶやきを見つける

「ツイッター」(http://twitter.com/) の検索機能を使って、「歯医者」などのワードで検索して、ツイッターユーザーが歯科医院に行った際のつぶやきを探します。

その〝つぶやき〟の中から「歯科医院・歯科医師・スタッフなどへの不安・不満・不信がキッカケとなったつぶやき」を見つけます。

②「歯科医院などへの不安・不満・不信のつぶやきの原因（コミュニケーション不足）を考える

③「歯科医院などへの不安・不満・不信が生まれないようにするための方法（＋αのコミュニケーション）を考える

プラスαのコミュニケーションをすでに実践しているサポート先歯科医院では、このようなステップで「歯科医院・歯科医師・スタッフなどへの不安・不満・不信がキッカケとなったつぶやき」を活用したトレーニングを行っています。

次項で、「＋α」のコミュニケーションのトレーニングの例を、いくつか紹介していきます。皆さんが実践する際の参考にしてください。

5 「+α」のコミュニケーションのトレーニング例

①「歯科医院などへの不安・不満・不信がキッカケとなったつぶやき」を見つける

「昔はむし歯1本くらいなら1回の治療で治してくれたのに、最近の歯医者さんは何度も来させます。再診料をかせぐためですか？　面倒くさいです」

「同じ歯に、毎回麻酔を打たれ、何度にも分けて治療される。1回で済ませられないものか？」

②「歯科医院などへの不安・不満・不信のつぶやきの原因（コミュニケーション不足）を考える

「治療を数回に分けて行う理由（一度に治療できない）」など、治療方法について説明されていない。

③「歯科医院などへの不安・不満・不信が生まれないようにするための方法（+αのコミュニケーション）を考える

「治療方法」についてしっかり説明する機会をつくる（受付スタッフ、初診カウンセリング、小冊子、待合室のモニターなど）。

初診カウンセリングなどの際に、「患者さんの治療に対する希望・考え」を聴く機会を設ける。

◇

①「歯科医院などへの不安・不満・不信がキッカケとなったつぶやき」を見つける

「歯医者行ったらめちゃくちゃ待たされた」

「相変わらずこの歯医者は待ちが長いな……」

②「歯科医院などへの不安・不満・不信のつぶやきの原因（コミュニケーション不足）を考える

「遅れている理由の説明がない」

「どれぐらい待つかという見通しの説明がない」

「待たせてしまうことがあること、待たせてしまうことがある理由の説明がない」

③「歯科医院などへの不安・不満・不信が生まれないようにするための方法（＋αのコミュニケーション）を考える

予約時間を過ぎて待たせてしまった場合、遅れてしまったことのお詫びをする。あとどれぐらい待たせてしまうかの見通しの説明をする。

予約時間をすぎることが予測される場合、受付スタッフが、事前に声かけをしてお詫びと遅れそうな理由を説明する。

①「歯科医院などへの不安・不満・不信がキッカケとなったつぶやき」を見つける

手帳をチェックしていると歯医者の予約に気づいた。「明日の歯医者が憂鬱になってきた。注射痛かったらどうしよう。ガタガタ」。飛んでいくと、「予約は明日ですよ」と受付のおねえさん。「先月の予定を見てもた」

「歯医者さんに予約の電話入れたら、もうすでに予約していた。半年前に入れていたみたい。全然憶えていないんですが」

「歯医者から電話で一瞬予約飛ばしたかと思ったが、明後日の予約の確認だった」

②「歯科医院などへの不安・不満・不信のつぶやきの原因（コミュニケーション不足）を考える

直前にアポ確認の連絡をすること（予約システムのルール）を伝えていなかった。

③「歯科医院などへの不安・不満・不信が生まれないようにするための方法（＋αのコミュニケーション）を考える

アポイント前日の確認連絡など、予約システム（ルール）についてしっかり説明する機会（初診時、医院案内冊子等）を設ける。

治療やケア終了時に、次回のアポ取りをするなら事前連絡を実施する。

①「歯科医院などへの不安・不満・不信がキッカケとなったつぶやき」を見つける

「歯医者の何がいやって、治療行為そのものはともかく、全然予約が取れないから終了までの時間がかかり過ぎるんだよ。今回も予約取れたのが1ヵ月以上先」

「今日、歯医者に行く予定だったけど、10月に変更してくれませんかという電話が。まあ洗浄だけの予定だからいいんだけど、なぜいつも提示される時間が12時なのかが疑問」

②「歯科医院などへの不安・不満・不信のつぶやきの原因（コミュニケーション不足）を考える

症状に応じて、治療を数回に分けて行う理由など、治療方法について十分に説明されていない。

予約の変更を依頼する理由が説明されていない。

アポイント希望時間を聞き出せていない。

③「歯科医院などへの不安・不満・不信が生まれないようにするための方法（＋αのコミュニケーション）を考える

「治療方法」についてしっかり説明する機会をつくる（受付スタッフ、初診カウンセリング、小冊子、待合室のモニターなど）。

アポイントの取り方（希望時間のヒアリングや予約可能日時の提示のしかた）を工夫

する。予約システムを導入するなどして、予約の空状況を患者さんに確認しやすくすることで、患者さんの希望を反映しやすくする。

①「歯科医院などへの不安・不信がキッカケとなったつぶやき」を見つける

「仕事の忙しさにかまけて、治療途中の歯を4ヵ月放置しています。最近ちょっと痛いです。そろそろ歯医者に復帰せねば……」

②「歯科医院などへの不安・不満・不信のつぶやきの原因（コミュニケーション不足）を考える

治療中断者への連絡を継続的に行っていない。

治療を中断してしまうデメリットを、十分に理解いただいていない（説明していない）。

③「歯科医院などへの不安・不満・不信が生まれないようにするための方法（＋αのコミュニケーション）を考える

「治療」や「治療中断時の医院の対応」などについて、しっかり説明する機会をつくる（受付スタッフ、初診カウンセリング、小冊子、待合室のモニターなど）。

治療中断者への連絡システムやリコールシステムをつくり、患者さんへの定期的・継続的な連絡を実施する。

①「歯科医院などへの不安・不満・不信がキッカケとなったつぶやき」を見つける

「最近の歯医者って高いのね。詰め物しただけで4200円も取られた……」

「歯医者さんぼったくり！　写真だけなのに3000円って！」

②「歯科医院などへの不安・不満・不信のつぶやきの原因（コミュニケーション不足）を考える

「治療費の内訳」についてや、「保険制度（以前に比べて自己負担が増えたなど）」についてなど、治療費に関する説明がされていない。

③「歯科医院などへの不安・不満・不信が生まれないようにするための方法（＋αのコミュニケーション）を考える

「治療費」や「保険制度」などについて説明する機会をつくる（受付スタッフ、小冊子など）。きちんと治療費の説明・治療明細書の発行（金額の理由の提示）をする。

◇　◇　◇　◇

①「歯科医院などへの不安・不満・不信がキッカケとなったつぶやき」を見つける

「娘の歯医者の予約完了。初めての歯医者だけど大丈夫かちょっと心配。これでやっとフッ素塗ってもらえる!!　むし歯ないといいなぁ」

「近所の歯医者さんに電話してみたけど、受付が感じ悪い！　予約したけど本当に大丈夫かなこの歯医者？」

②「歯科医院などへの不安・不満・不信のつぶやきの原因（コミュニケーション不足）を考える

来院前の歯科医院の情報提供不足。

初めての患者さんとの来院前のファースト接点の対応ミスが生じている。

③「歯科医院などへの不安・不満・不信が生まれないようにするための方法（＋αのコミュニケーション）を考える

ホームページでの情報提供の充実や来院前の医院案内送付などで、来院前に歯科医院や治療についての情報を十分に提供する。

紹介患者さんを増やしていくことで、紹介者からの情報提供、紹介者の信頼など、紹介者の力を使わせてもらう。

新患とのファースト接点となる、受付の電話対応の重要性を受付のスタッフに理解させ、患者さんに不安を感じさせない「電話対応」を行う。

◇　◇　◇　◇

①「歯科医院などへの不安・不満・不信がキッカケとなったつぶやき」を見つける

「ちっちゃいむし歯だらけで、先生に怒られて久々にへこんだ」

「医療系はざっくりなんでない？　子供、若い人、中年、老人みたいな私も、歯医者で子供のような扱いを受けているよ！」

②「歯科医院などへの不安・不満・不信のつぶやきの原因（コミュニケーション不足）を考える。

正しい言葉・敬語が使われていない。幼児扱いはていねいとは限らない。

③「歯科医院などへの不安・不満・不信が生まれないようにするための方法（＋αのコミュニケーション）を考える

言葉づかい・話し方・伝え方など、患者さんとのコミュニケーションのトレーニングを行い、正しい言葉づかいで対応する。

---

①「歯科医院などへの不安・不満・不信がキッカケとなったつぶやき」を見つける

「会社の人に紹介されたからきたんだけど、とても微妙な歯医者を紹介してくれたもんだ」

「母オススメの歯医者だけはあった。まあ普通だけど」

②「歯科医院などへの不安・不満・不信のつぶやきの原因（コミュニケーション不足）を考える

紹介で来院された患者さんの「期待」に応えられていない。

紹介のしかたを患者さんに伝えていない。

③「歯科医院などへの不安・不満・不信が生まれないようにするための方法（＋αのコ

ミュニケーション）を考える

歯科医院の良し悪しは、人によって感じ方が違うので、歯科医院の情報（ホームページや医院案内小冊子）を紹介できるようにしてあげると、正しい期待を抱いていただきやすく、期待はずれになりにくい。

「紹介の言葉」を聴くことで、患者さんが期待しているところをできるだけ早く把握して対応する。

いかがでしたか？

このようなトレーニングを続けていくことで、「＋αのことを伝える、＋αのことを行う、＋αのことを与える」といった、＋αのコミュニケーションを患者さんと行うことができるようになり、歯科医院のリスクマネジメント対策と同時に、患者さんとの信頼関係を育てて、歯科医院のファンをつくることが実現できます。

6 待ち時間の対応で信頼・絆を強くする

1　患者さんが感じる相対的な時間に配慮する

「接遇って何？」と聞かれたとき、「患者さんが最高の精神状態で治療を受けていただくための対応」と答えるという先生がいます。

「患者さんに最高の治療結果を得ていただく」

「患者さんの歯、口腔内の良い状態を維持する」

ためには、歯科医院側の努力だけでなく、患者さんの協力が欠かせません。

それには、この先生がいわれるとおり、

・患者さんが最高の精神状態で治療を受けていただくこと

・患者さんの治療へのモチベーションを維持すること

が大切です。それだけに、治療に入る前の〝待ち時間への対応〟は、きわめて重要性が高いのです。**時間の感じ方は、その人の置かれた状況・環境・感情によって異なります。**

時間の感じ方は「楽しいことをしているときは、時間が過ぎるのが早く感じ。嫌いなことをしているときは、遅く感じる」といわれますし、先生方も実感されていることと思いますが、「時間の感じ方は相対的」なのです。

「5分、10分という同じ時間」も、その人が置かれている状況・環境・感情などによって「時間の感じ方」が違うということは、「患者さんの待ち時間の感じ方」についても同じことがいえます。

とくに「予約制」をとっていることが多い歯科医院で、「待ち時間によって生まれる不満・クレーム」について考える場合、たんに「5分、10分という絶対的時間」として考えるのではなく、「患者さんが感じる相対的時間」への配慮をすることが大切です。

それは、歯科医院に来院される患者さんの中には、「実際に待たされた時間以上に、長い時間待たされた」と感じる状況や感情を持つ患者さんがいるからです。

・歯の痛みがひどく辛い状態の患者さん
・身体の具合が悪い患者さん
・仕事の合間に来院された患者さん
・小さなお子さま連れの患者さん
・好みの雑誌がなく手持ちぶさたの患者さん
・歯科医院の後に待ち合わせがある患者さん
・何度も待たされたことがある患者さん
・予約の時間どおり来院された患者さん

・予約の時間より前に来院された患者さん
・〝時間どおりに診てくれる〟〝待たされない〟と紹介されて来院された患者さん

などなど、いろいろです。

2　待ち時間が長くなった患者さんには3セットの声かけを

患者さんのアンケートの声などから、これらの患者さんは、状況や感情（期待）によって、実際の待ち時間より長い時間待たされたと感じていると考えられます。

ですから、

・待ち時間によって、イライラした精神状態をつくらない
・待ち時間によって、不満やクレームを生まない
・患者さんに最高の精神状態で治療を受けていただく

ためには、待合室でお待ちいただいている患者さんへ、スタッフの対応・配慮が必要となります。

その代表的で効果的な取り組みは「スタッフによる声かけ」です。

この声かけは、受付スタッフだけでなく、他のスタッフも行います。歯科衛生士の担当制をとっている歯科医院では、担当歯科衛生士が声かけを行います。

患者さんは「放っておかれる」ことで、不満足感をより増してしまいます。

ですから、この「声かけによって、患者さんとコミュニケーションをとる」取り組みは、非常に効果的です。

「ＵＳＪ（ユニバーサル・スタジオ・ジャパン）」では、アトラクションの待ち時間などによるクレームを減らし、来園者の満足度を高めるために、２００９年11月から「来園者への積極的な声かけ・触れ合いの取り組み」をスタートさせて、４ヵ月間でお客様からのクレームが半減したそうです。

携帯電話・携帯メールの一般化によって、人の「待ち時間に対する意識」が変わったといわれています。

待たされる理由（遅れる理由）と待たされる時間（遅れる時間）を知らないままで待つと不安になる、イライラするというのです。

それは、電車の事故など、何かの事情で約束の時間に遅れる人が、「携帯電話や携帯メール」で待たせてしまう人に、「遅れる理由」と「遅れる時間」を伝えることで、待たされる理由（遅れる理由）と待たされる時間（遅れる時間）を知らないまま、待つことがなくなったことで生まれた意識、「待ち時間に対する常識」です。

ですから、待合室で待たせてしまっている患者さんには、普段の生活や仕事で待たされてしまったときと同じように、患者さんの意識の変化に対応しながら、

「待たされる理由（遅れる理由）と待たされる時間（遅れる時間）」

を伝えることが、
・待ち時間によって、イライラした精神状態をつくらない
・待ち時間によって、不満やクレームを生まない
・患者さんに最高の精神状態で治療を受けていただく
ためには最低限必要なこととなります。

「スタッフによる声かけ」を実践している歯科医院では、
①待たせてしまっているお詫び（＆時間が大丈夫か？）
②遅れている理由（待たせてしまっている理由）
③遅れる時間（待たせてしまう時間）
の3セットで、受付スタッフと担当歯科衛生士が患者さんに声かけを行うシステムをとっています。

とくに62ページのような状況が、受付時に把握できている患者さんには、予約時間がすぎていなくても、必ず受付スタッフが、気づかいなどの声かけを行うようにしています。

その結果として、患者さんとの信頼関係をしっかり育てています。

7 カウンセリングで信頼・絆を強くする

皆さんの医院では「初診カウンセリング」を行っていますか?
サポート先の歯科医院では、
・**患者さんの声を聴く**
・**患者さんの声を活かす**
・**患者さんの声を大切にしてきたことを実感していただく**
の3つの取り組みを行い、「カウンセリング」で歯科医院のファンを育てています。

1　患者さんの声を聴く

初診カウンセリングを行っているサポート先の歯科医院では、
①以前通ったことがある歯科医院での嫌な経験
②以前通ったことがある歯科医院での良い経験
③患者さんの歯科医院への希望・期待
④患者さんの歯科医院への要望・不安

の4つのことを患者さんに聞いています。

この「4つの質問への患者さんの答え（声）」そして、「4つの質問をすること」は、患者さんとの信頼関係づくりのためにとても役立ちます。

これらの質問をして、患者さんの声を聴くだけで、「自分（患者さん）の声に耳を傾けようとしている姿勢」を、来院初期の段階で患者さんに表現することができるからです。

もっとも効果があらわれるのは、カウンセリングシートに記載した質問に対する患者さんの答え（声）を見ることで、

「何をしたら患者さんが満足していただけるか」

「何をしたら患者さんに嫌な思いをさせてしまうか」


がわかることです。このような質問をせず、「患者さんの希望や要望を知らないまま」で患者さんに対応していくよりも、明らかに患者さんのためになる、患者さんが期待する対応ができるようになります。

2　患者さんの声を活かす

サポート先の歯科医院では「初診カウンセリングの患者さんの答え（声）」を確認することで、患者さんとの信頼関係づくりのために、新規に来院いただいた患者さんに出している「来院お礼はがき」のメッセージに活かします。

「カウンセリングの際に、歯科医院へのご希望・ご要望をお聴かせいただき、まことにありがとうございました。○○様のご期待に応えられるよう努力いたします」という「患者さんの声を大切にしますという約束」のメッセージを、来院の感謝のメッセージに添えて、「来院お礼はがき」で伝えるのです。

この2つの取り組みをするだけでも、2回目の来院以降の「スタッフと患者さん」「先生と患者さん」とのコミュニケーションに、とても良い影響があらわれています。

3　患者さんの声を大切にしてきたことを実感してもらう

「初診カウンセリング」で患者さんから情報を聴くことによって、当然ながら、先生もスタッフも、「患者さんの声」を意識した患者さんの治療、患者さんへの対応をするようになります。

これだけでも、「患者さんの声（聴く）」を意識して治療や対応などを行い、「聴く」→「実施（表現）する」ことが行われるわけですから、患者さんには「自分の声（自分）を大切にしてくれている」「これまでの歯科医院とは違う」と感じていただけるので、「患者さんとの信頼関係づくり」は着々とすすむこと間違いありません。

サポート先の歯科医院では、さらに患者さんとの信頼関係を強化するために、信頼関係づくりに効果的な「聴く」→「実施（表現）する」の取り組みを行います。

それは「初診カウンセリングで聴かせていただいた患者さんの声（聴く）を大切にして、治療・対応を行ってきたこと」を患者さんに直接「言葉で表現」することです。

治療がすすみ、患者さんとの接点を何回も持った段階で、改めてカウンセリングの時間を設けるのです。

そして、患者さんに、

「初めのカウンセリングの際に、○○さんにお聴かせいただいた歯科医院で経験された嫌な思いを、当医院ではされないように、皆で気をつけてまいりましたが、不快なことはありませんでしたか？」

と、患者さんにお聴きするようにしています。

このような機会を設けて、初診カウンセリング時に聴かせていただいた希望や期待に添えているかどうかを、患者さんに確認させていただく質問をすることで、「初診カウンセリングの際に、患者さんに聴かせていただいた声を意識して対応してきた先生やスタッフの姿勢や想い」を伝えます。

同時に患者さんには「自分の声（自分）を大切にしてくれていたこと」が確実に伝わり、信頼関係をさらに強固にしていくことができます。

サポート先の歯科医院では、このように「カウンセリング」を活かした取り組みを行うことで、来院期間中に歯科医院のファンを育てています。

8 患者さんサポーター制度で信頼・絆を強くする

1　患者さんがコミュニケーションをとりやすい環境を整える

歯科医院の先生やスタッフが、
・患者さんとの良好なコミュニケーションをとっていく
・カウンセリングを気軽に受けていただく
・患者さんに治療方法を提案して選択していただく
・患者さんに安心して治療を受けていただく
などのためには、患者さんが先生やスタッフに質問しやすい状態にしてあげる必要があります。

患者さんからの質問に対応していて、「患者さんが質問しにくそう」「患者さんからの質問が少ない」などと感じたときには、「患者さんが質問する場所」「患者さんが質問する人」を変化させて、患者さんが質問しやすい環境を整えることが大切です。

たとえば、次のように「患者さんが質問する場所」を変化させることで、患者さんの緊張を和らげ、質問しやすくすることができます。

・診療室をオープンスペースから個室化する
・カウンセリングルームを設ける

このように、他の人がいない場所で質問できる環境――「先生あるいはスタッフと1対1の環境」を提供することで、患者さんの質問する際の心理的ハードルを下げます。
またフェイストゥフェイスの場ではなく、インターネットの場、つまり「メール」で、患者さんの質問に対応する方法も取り入れて、質問しやすい環境づくりをしている歯科医院もあります。

その歯科医院では「患者さん専用アドレス」「患者さん専用相談フォーム」を設けています。これも「患者さんが質問する場所」を変化させることのひとつで、1対1、フェイストゥフェイスより、さらに緊張しない状態で質問できる環境を提供して、質問する際の心理的ハードルを下げているのです。「メールだと、とても質問しやすい」と患者さんからも好評です。

「患者さんが質問する人」を変化させることで、患者さんの緊張を和らげ、質問しやすくしてあげることもできます。

・患者さんからの質問を受ける人を、先生ではなくスタッフにする
・患者さんと同性のスタッフに質問できるようにする
・子どもがいるスタッフに質問できるようにする

・患者さんと同じ治療経験があるスタッフにする
など、患者さんが質問しやすい相手を選ぶことで、質問する際の心理的ハードルを下げることができます。

2　患者さんサポーターが、患者さんと継続的なコミュニケーションをはかる

さらに、患者さんが質問しやすい人をつくるために、患者さんの専任担当として**「患者さんサポーター制度」**を設けている歯科医院があります。

その歯科医院では、初診カウンセリングの場で「患者さんと一緒にＱＯＬを考え、その実現のために、歯科医療（歯の予防やインプラント治療など）や歯科医院（歯科医師・スタッフ）が、どのように貢献できるのかを伝え、一緒に考え、患者さんの生活の中での歯の予防（インプラント）の優先順位を高めていくこと」を実践しはじめたそうです。

この「患者さんのＱＯＬ」や「患者さんのＱＯＬへの貢献」についての話し合いの中から生まれた取り組みが「患者さんサポーター」制度です。

「患者さんサポーター制度」は、「患者さんのＱＯＬへの継続的な貢献」を目的として、患者さんが歯科医院に来院されたときだけでなく、常に患者さんのＱＯＬをサポートし続けるために、

・初診カウンセリングで、ＱＯＬについて一緒に話し合い、予防に継続的に取り組んで

いる患者さん

・初診カウンセリングで、ＱＯＬについて一緒に話し合い、インプラント治療を受けられた患者さん

には、歯科衛生士とスタッフ（助手・受付など）の2人一組で、その患者さん専任の患者さんサポーターになります。

患者さんサポーターは、担当になった患者さんの「ＱＯＬの実現の継続的なサポート」として、次のことを行います。

・来院時の治療などの対応
・来院時の相談対応
・次回来院の予約確保
・非来院時の相談対応
・応援メッセージ（リコールはがき）の送付
・医院新聞などによる情報発信
・イベントの案内　……など

患者さんサポーターは、継続的なコミュニケーションによって、担当患者さんとの信頼関係を育て、歯科医院のファンへと育てていくのです。

第3章

歯科医院の特長を表現してファンをつくる

1 歯科医院の利用マニュアルをつくってファンを育てる

1　患者さんも「歯科医院の使い方・歯科医院でできること」を知らない

携帯電話やパソコンなどの商品は、各メーカー間の競争で、どんどん高機能・多機能になってきています。しかし、「使う機能はとても限られている」という人が多いという特徴もあります。

それは「機能・使い方を知らない」「機能・使い方がわからない」からです。

このことは、歯科医院と患者さんの関係についても同じことがいえます。

「歯科医院の使い方」

「歯科医院でできること」

を知らない、わからない患者さんが多いため、「歯科医院の利用方法がとても限られている」患者さんが多いという結果につながっているのです。

それは、

・歯科医院の医院案内やホームページを見るのは1～2回で、何度も詳しくは見ない。もしくは見ない

・医院案内は見ないか、ほとんど見ない。歯科医院でもらったことがない
・歯科医院の利用方法は、先生かスタッフの説明を聞くだけ
・歯科医院の利用方法は、昔とそれほど変わっていないだろうという判断をしている
という患者さんが多くいるため、歯科医院の利用方法がどんなにたくさんあっても、また、新しい利用方法が増えたとしても、

「歯科医院の使い方、歯科医院でできることを知らない患者さん、わからない患者さんが多く存在する」

という結果となっています。

2　「歯科医院の使い方・歯科医院でできること」を患者さんに教えてあげる

「皆さんの歯科医院の使い方、歯科医院でできることを知らない患者さん、わからない患者さん」を減らしていくこと、逆に増やしていくことが、歯科医院への来院者や来院機会を増やすことにつながります。

このことは、実践されているサポート先歯科医院の皆さんは体験済みです。

そのためには「歯科医院の使い方」「他の患者さんの歯科医院の使い方」を患者さんに教えてあげることです。

3　歯科医院の利用マニュアルをつくる

ホームページで「歯科医院の特長や歯科医院でできること」を、伝えていくことはもちろん大切ですが、来院していただいた患者さんたちに「歯科医院の使い方」を教えてあげることも大事なことです。

そのためには、患者さんにわかりやすい**皆さんの医院の「歯科医院の利用マニュアル」**の作成をおすすめします。

なお、患者さんにも便利な利用マニュアルをつくるには、〈図表6〉のような内容を、ぜひ盛り込んでいきたいものです。

皆さんが患者さんに知ってほしいと思っている「歯科医院の利用方法」「歯科医院でできること」を掲載した、皆さんの医院独自の「歯科医院の利用マニュアル」を作成することが大事です。

そして、その「歯科医院の利用マニュアル」を活用して「歯科医院の使い方」を患者さんに教えてあげることが、「皆さんの歯科医院の使い方、歯科医院でできることを知っている患者さん」を増やすことにつながります。

〔図表６〕「歯科医院の利用マニュアル」内容例

＜歯科医院の概要＞

・○○歯科医院の歯科医師・スタッフ
・○○歯科医院の歯科医師・スタッフの研修体制
・○○歯科医院の設備・機器
・○○歯科医院は、とくに○○の治療のスペシャリストです
・○○歯科医院の患者さんへの取り組み
・○○歯科医院の予防クラブについて
・○○歯科医院の社会貢献活動
・○○歯科医院専用デンタルグッズについて

＜歯科医院のできること＞

・こんな時に歯科医院を利用してください
・○○歯科医院をご利用いただいている皆さんは、こんな時にご利用いただいています
・○○歯科医院で解決できるお口の悩み
・○○歯科医院で向上できるお口の健康
・○○歯科医院でできるお口の美
・○○歯科医院のお口の健康と予防システム
・正しいブラッシング方法についてお教えしています

＜歯科医院への疑問・相談＞

・歯が突然痛くなった場合は？
・詰め物が取れてしまったときは？
・休日に、歯が突然痛くなってしまった場合は？
・歯について相談したくなったときの相談方法は？
・治療費の支払方法は？
・引越しをした場合は？

＜歯科医院が患者さんに知っておいてほしいこと＞

・歯科医院をご利用いただくときのルール
・歯科医院が予約制をとっている理由
・来院のご予約を変更（キャンセル）する方法
・歯科医院を大切な方に紹介していただく方法

＜その他＞

・患者さんの○%の方がお口の健康と予防のために定期的に来院されています
・初診相談は、これまで○人の皆さんにご利用いただいています
・これまで○○人の患者さんが、大切な方に当医院をご紹介くださっています……など

2 歯科医院の利用マニュアルを作成する際の留意点

1 患者さんへのアンケート・全体ミーティングを行う

皆さんが自院の「歯科医院の利用マニュアル」を作成するにあたっては、「患者さんへのアンケート」「全体ミーティング」の2つのことを実施して、マニュアルの内容を決めることをおすすめしています。

・患者さんへのアンケート……歯科医院・歯科について知りたいこと。歯科医院への疑問・質問・相談などを患者さんに聴く

・全体ミーティング……院長、スタッフ全員それぞれが、患者さんに伝えたいこと、患者さんに知ってほしいことを出し合う。それらを参考にして話し合い、最終的な内容を決める

こうして、「患者さん」と「スタッフ」にも「歯科医院の利用マニュアル」作成に参加してもらうことで、「患者さんが知りたいこと」と「先生とスタッフが知ってほしいと思っていること」の両方を盛り込んだ内容にすることができます。

2 患者さんとスタッフの声を聴き、実践する

「歯科医院の利用マニュアル」作成に際して「患者さんへのアンケート」「全体ミーティング」の2つのことを行うことで、

・患者さんへのアンケート　↓　患者さんの声を聴く
・全体ミーティング　↓　スタッフの声を聴く

ことができます。

「歯科医院の利用マニュアル」に載せることができる内容は限られますが、その内容を決める「患者さんへのアンケート」と「全体ミーティング」のプロセスで、

・患者さんがどんなことを知らないのか？
・患者さんはどんなことを知りたがっているのか？
・スタッフ個々人がどんなことを伝えたいと思っているのか？
・スタッフ個々人が歯科医院のどんなところを素晴らしいと思っているのか？
・歯科・自分の仕事のどんなところを素晴らしいと思っているのか？

など、患者さん個々人の声とスタッフ個々人の声をたくさん知ることができます。

これは、とても貴重な情報です。これらの情報に、院長としての意志が加われば、ほぼ患者さんに伝えたいこと、患者さんに知っておいてほしいことが明確になり、マニュアルに反映することができます。

3　患者さんとスタッフの声は信頼関係づくりにも役立つ

患者さんとスタッフの声は、マニュアル作成だけでなく、歯科医院で行う新しい取り組みに活かせる、とても貴重な声でもあります。

患者さんの声を〝聴く〟→患者さんの声を活かした取り組みを〝実践する〟スタッフの声を〝聴く〟→スタッフの声を活かした取り組みを〝実践する〟ことで、患者さんやスタッフとの信頼関係を育てる取り組みを行うこともできるようになります。

「歯科医院の利用マニュアル」の作成は、院長・スタッフ、歯科医院全体で取り組むことで、本来の目的以外のさまざまな成果も得ることができる取り組みとなりますから、ぜひ実施してみてください。

歯科界は、医院間競争がますます激化しています。競争に勝つ手立てをしっかり準備していかなければなりません。

「歯科医院の業務マニュアル」を作成している歯科医院は多いようですが、患者さん用の「歯科医院の利用マニュアル」もあわせて作成することをおすすめします。

3 歯科医院の長所・短所を知り理想の歯科医院をつくる

1　歯科医院の長所に気づく！　伸ばす！

歯科医院の長所を見つけるといっても、院長・患者さん・スタッフ、それぞれ立場によっていろいろ変わってきますから、院長自身・患者さん・スタッフと、それぞれの立場から情報収集し、それを実際に活用し、アピールしているかをチェックしましょう。

【院長自身】

・歯科医院の長所はどこですか？
・歯科医院の長所を、患者さんにどのように表現していますか？
・歯科医院の長所を、スタッフにどのように表現していますか？
・歯科医院の長所を、歯科医院の周りにどのように表現していますか？
・歯科医院の長所を、どのように伸ばしていますか？

【患者さん】

・患者さんにいわれる歯科医院の長所はどこですか？

・患者さんにいわれる歯科医院の長所を、患者さんにどのように表現していますか？
・患者さんにいわれる歯科医院の長所を、スタッフにどのように表現していますか？
・患者さんにいわれる歯科医院の長所を、歯科医院の周りにどのように表現していますか？
・患者さんにいわれる歯科医院の長所を、どのように伸ばしていますか？

【スタッフ】

・スタッフにいわれる歯科医院の長所はどこですか？
・スタッフにいわれる歯科医院の長所を、患者さんにどのように表現していますか？
・スタッフにいわれる歯科医院の長所を、スタッフにどのように表現していますか？
・スタッフにいわれる歯科医院の長所を、歯科医院の周りにどのように表現していますか？
・スタッフにいわれる歯科医院の長所を、どのように伸ばしていますか？

2　歯科医院の短所に気づく！　改善する！

逆に、歯科医院の短所も見つけていくことも大事です。

これも、院長・患者さん・スタッフ、それぞれ立場によっていろいろ変わってきますから、それぞれの立場から情報収集し、短所に気づき、それをどう改善しているかをチェックしましょう。

【院長自身】

・歯科医院の短所はどこですか？
・歯科医院の短所をどのように改善していますか？
・歯科医院の短所を改善するためにしたこと、改善したことを、患者さんにどのように表現していますか？
・歯科医院の短所を改善するためにしたこと、改善したことを、スタッフにどのように表現していますか？
・歯科医院の短所を改善するためにしたこと、改善したことを、歯科医院の周りにどのように表現していますか？

【患者さん】

・患者さんにいわれる歯科医院の短所はどこですか？
・患者さんにいわれる歯科医院の短所を、どのように改善していますか？
・患者さんにいわれる歯科医院の短所を改善するためにしたこと、改善したことを、患者さんにどのように表現していますか？
・患者さんにいわれる歯科医院の短所を改善するためにしたこと、改善したことを、スタッフにどのように表現していますか？

・患者さんにいわれる歯科医院の短所を改善するためにしたこと、改善したことを、歯科医院の周りにどのように表現していますか？

【スタッフ】

・スタッフにいわれる歯科医院の短所はどこですか？
・スタッフにいわれる歯科医院の短所を、どのように改善していますか？
・スタッフにいわれる歯科医院の短所を改善するためにしたこと、改善したことを、患者さんにどのように表現していますか？
・スタッフにいわれる歯科医院の短所を改善するためにしたこと、改善したことを、スタッフにどのように表現していますか？
・スタッフにいわれる歯科医院の短所を改善するためにしたこと、改善したことを、歯科医院の周りにどのように表現していますか？

3　「自分面接質問表」を活用する

前記の質問は、弊社のサポート先歯科医院が**「歯科医院の売りをつくり、そのファン患者さんとスタッフが集まる歯科医院」「患者さんやスタッフにマイナスを感じさせない歯科医院」づくり**のために使用している**「自分面接質問表」**です。

何かに似ていませんか？

そうです。皆さんがふだんスタッフ採用面接のときに、応募者にしている質問と同じことなのです。

・○○さんの長所はどんなところですか？
・友人や家族など周りの人たちからいわれる、○○さんの長所はどんなところですか？
・長所を伸ばすために、何か行っていますか？
・○○さんの短所はどんなところですか？
・友人や家族など周りの人たちからいわれる、○○さんの短所はどこですか？
・短所を改善するために何か行っていますか？

スタッフの面接なら、こうした質問になるかと思います。

先生が面接者でしたら、いろいろ条件の同じ人が2～3人いたとして、このような質問にはっきり答えられる人と、そうでない人のどちらの人を採用しますか？

それは「はっきりと答えられる人」ではないでしょうか。

「歯科医院の売りをつくり、ファンになってもらえるような患者さんやスタッフから選ばれる歯科医院をつくる」ことも同じです。

先ほどご紹介した「自分面接質問表」の質問に、はっきりと答えられるようにするために、個々の質問に対する取り組みを、実施していくことが必要なのです。

〔図表7〕 長所と短所を表現する

【長所を表現する】

①歯科医院の長所を聴く
←
②売りをつくる
←
③売りを磨く
←
④表現する

【短所を改善して表現する】

①歯科医院の短所を聴く
←
②改善する
←
③改善したことを表現する

ただ残念ながら、これらの質問にはっきりと答えられる先生は少ないのが現実です。

サポート先の先生方も、はじめに「自分面接質問表」を使って、私が質問させていただいたときには、ほとんど答えることができませんでした。

現在では、これらの質問にはっきりと答えられるようにすることが、理想としている歯科医院づくりにつながることを理解していただき、〔図表7〕のような2方向の取り組みを実践しています。

「自分面接質問表」は、多くの患者さんに来院いただける歯科医院づくり、皆さんの歯科医院のファン患者さんづくりにつながりますが、同時にスタッフが集まる歯科医院づくりにも、とても有効な質問です。

4 医院案内冊子で医院の成長・変化を患者さんに伝える

治療内容パンフレットや医院案内小冊子づくりに、「患者さんの声」を取り入れているサポート先歯科医院があります。その歯科医院では、患者さんにパンフレットや小冊子を渡す際、アンケートを添えて渡しています。

そのアンケートには「わからなかった用語（言葉）」「わかりにくかった内容」「医院での説明と違った点」「もっと知りたいこと（加えてほしい内容）」「質問」の項目を設けて、患者さんの声を聴かせていただけるようになっているのです。

パンフレットや小冊子を、専門の会社に依頼して作成するのもそれなりのメリットがありますが、この歯科医院では「患者さんの声を取り入れ、患者さんのために医院（パンフレットや小冊子）が成長（変化）していることを表現しやすい」ように、院内で手づくり（パソコン）しています。そして、パンフレットや小冊子づくりの際、「患者さんの声」を聴かせていただき、その声を取り入れることで、「患者さんのために医院が成長（変化）していること」を伝えています。

設備・機器・システムなどは、コストや人の関係で、患者さんの声を聴いて取り入れるまで、時間を要することも少なくありません。それらに比べパンフレットや小冊子は、院内で作成することによって、内容を成長（変化）させやすいので、患者さんのために医院が成長（変化）していることを、患者さんに表現する取り組みの一つになるのです。

それと同時に、小冊子やパンフレットを渡す際に、受付スタッフが「パンフレットを作成しました。ご覧いただいてわかりにくい点や、もっと知りたい点など率直なご意見をお聴かせください」と〝言葉を添えて、アンケートを渡す〟ことで、その患者さんだけでなく、〝その言葉が聞こえる〟待合室で待っている患者さんにも、「歯科医院の経営に患者さんの声を取り入れている」ことを伝えることができます。

患者さんの声を〝聴く〟→〝表現する〟ことは、患者さんとの信頼関係づくりに、とても効果的な取り組みです。その取り組みを常に行っていることを、実際のパンフレットや小冊子などだけではなく、前記のように〝言葉〟としても、患者さんに表現（ＰＲ）できるメリットがこの取り組みにはあります。

また、ご紹介したこの取り組みを実践していただくと、この取り組みのアンケートで聴いた、わからなかった用語（言葉）、わかりにくかった内容、医院での説明と違った点、もっと知りたいこと（加えてほしい内容）などに寄せられる「患者さんの声」は、先生やスタッフの皆さんが、診療中に患者さんに行う説明・アドバイス・カウンセリングなどにも、役立つことばかりです。

5 患者さんの声を活かして予約制の診療スタイルを進化させる

1　歯科医院の予約制診療について患者さんの声を聴く

皆さんの歯科医院も「予約制」という診療スタイルをとっている歯科医院が、ほとんどではないでしょうか。

その一方で、

・予約時間を守ってくれない患者さんが増えている

・予約を無断キャンセルする患者さんがいる

ことで、「予約制の診療スタイル」や、他の患者さんの診療に支障をきたして困っているという声もお聴きします。

皆さんは、歯科医院のほとんどが採用している「予約制の診療スタイル」について、

・患者さんはどう感じているのか？

・患者さんはどう思っているのか？

その点について、患者さんの声をお聴きになったことはありますか？

あるサポート先歯科医院で「予約制診療スタイルを改善する」「患者さんの歯科医院の

利用しやすさをアップさせる」「キャンセル・中断患者数を減らす」「無断キャンセル数を減らす」ことを目的に、「歯科医院の予約制診療スタイル」について、来院中の患者さんにアンケートを行う取り組みを実施しました。

そのアンケートの中には、次のような声が寄せられたのです。

・他の病院（医院）は予約が必要ないのに、同じ医療機関の歯科医院だけは、なぜ予約が必要なんですか？

・他の病院は予約なしで行けるのに、歯科医院は予約しないと診てくれないので不便！

・歯科医院のほうから次回の予約をお願いされたのに、キャンセルしたら不快感あらわな対応をされたのはおかしいと感じた

・歯科医院のほうから次回の予約をお願いしたのだから、直前に予約確認の連絡をくれてもいいと思う

・予約時間に行ったのに待たされることが何度かあった。何のための予約制なの？

・予約して行ったのに、予約なしできた患者さんが先に通されたことがあった。予約した人が優先ではないの？と感じた

・HPがあるのに、HPから予約できないのは、何か理由があるのですか？

・予約を変更する際、今どき電話連絡だけというのは不親切な気がします。携帯やメール、HPで変更できるようにしてほしい

・予約制でもいいと思うけど、予約なしでも行っていい時間帯や曜日を設けてほしい
・予約なしででもOKにしてくれたら、時間が空いた時にクリーニングに行きやすい
……などなど。

これらは、サポート先の歯科医院が、患者さんから聴いた「歯科医院の予約制診療スタイル」についての代表的な声です。

2 予約制に対する患者さんの不満の声にどう対応するか

この患者さんの声を読むと、
・歯科医院の予約制について、患者さんはさまざまな感じ方をされている
・あなたの医院が予約制による診療を行っている理由を知らない方が多くいる
・予約制による診療のメリットを感じていただいている患者さんが少ない。予約制による診療のメリットに気づいていただいていない
・待ち時間というより、歯科医院の予約制について、不満を感じている患者さんが多くいる（予約したのに待たされたなど）
・他の医療機関（外来）の利用でつくられた〝医療機関への来院の仕方の常識〟から、歯科医院の予約制による来院への不満・不便さを感じている
・予約制によって、歯科医院への来院機会を逃していることもある（予約なしの来院を

求めている患者さんも結構多くいる）

・歯科医院側から予約を提案する予約制と、お客様の側から予約を依頼する一般的な予約制（レストラン・美容室など）。どちらから予約を依頼しているかで、同じ予約制でも、予約や予約時間に対して、大切にする気持ちが違っている

・歯科医院側は、予約で〝時間を確保してあげている〟と思っているが、患者さんの中には予約で〝来院する時間を決めてあげている〟と思っている人がいる

ということがわかります。

患者さんにとっては「歯科医院の利用（来院）は生活の一部」にすぎません。他の医療機関（病院・医院）・レストラン・美容室の予約制でつくられた常識・習慣が優先している患者さんもいます。

このタイプの患者さんは他の医療機関（病院・医院）・レストラン・美容室の予約制でつくられた常識・習慣と、歯科医院の予約制の診療スタイルをくらべて判断します。

ですから、「歯科医院側から」「歯科業界の常識・慣習から」だけで、「予約制」について考えると、歯科医院と患者さんとの「予約制」についての考え方にギャップが生まれてしまいます。

歯科医院側が「患者さんのために時間を確保している」と思っていても、歯科医院側が次回のアポイントを提案する予約診療スタイルでは、患者さんに「時間を決めて来院して

あげている」という感覚を与えていることも、「依頼する↓依頼される」の力関係から考えられます。

そうした感覚を持たれた患者さんと、そうでない患者さんとでは「予約という約束に対する考え方」に違いが生じてしまいます。

「自分からお願いした予約（約束）」と「相手からお願いされた予約（約束）」とでは、同じ約束でも「約束を守らなければ」という、約束を大切にする意識に大きな差があらわれます。

「予約制」に対する患者さんの不満の多くが、このような歯科医院と患者さんとの考え方のギャップから生まれています。

3　患者さんの声を活かして予約制の診療スタイルを改善・進化させる

「予約時間を守ってくれない」

「無断で予約をキャンセルする」

などの歯科医院の悩みも、「予約を依頼する↓予約を依頼される」の力関係、歯科医院と患者さんとの「予約（約束）を大切にする意識」の差から生まれます。

これらの患者さんの「予約制」への感じ方や考えを貴重なデータにすると、「予約制診療スタイルの改善のため」「キャンセル・中断患者数を減らすため」に実行しなければならないこともわかります。

このサポート先歯科医院では、アンケートで集めた患者さんの声を活かして、
・患者さん主導型のアポイントシステムづくり
・歯科医院の利用マニュアルづくり
・歯科医院のシステム（ルール）や歯科医院が予約制をとっている理由と、患者さんが得られるメリットの説明
・歯科医院への連絡方法の多様化
・予約確認連絡システムづくり
などの取り組みを医院全体で考え、実践しています。

皆さんの医院では「歯科医院の予約制という診療スタイル」に対しての患者さんの声を把握されていますか？

ご紹介したサポート先歯科医院のように、「歯科医院の予約制という診療スタイルに対しての患者さんの声」を聴くアンケートを実施して、確認してみてはいかがですか。

皆さんの歯科医院の「予約制の診療スタイル」を進化させる貴重な声を集めることができます。そして、患者さんの声を活かした予約制を導入することで、患者さんとの信頼関係を確実に育てていくことができます。

6 ニュースリリースで先生・スタッフが成長・変化していることを伝える

1 「患者さんのための歯科医院の成長や変化」を情報として伝え信頼を育てる

皆さんの医院では、「患者さんへの情報提供」に力を入れていますか？

まだ来院いただいていない歯科医院の周りの人たちはもちろん、来院中の患者さんやこれまで来院いただいた患者さんたちに、

・歯科のこと（治療・予防等について）
・歯科医院のこと（想い）
・先生のこと（想い）
・スタッフのこと（想い）

などを表現する「患者さんへの情報提供」は、サポート先の歯科医院では、患者さんとの信頼関係を育てるための「歯科医院の武器」として役立っています。

その取り組みの一つとして

・歯科医院の成長や変化
・歯科医院が患者さんにできること（行っていること）

・患者さんの役に立ったこと・喜んでもらったこと
・患者さんに歯科医院を紹介していただいたこと

などについて、来院中の患者さん、これまでに来院いただいた患者さん、大切な人たちに歯科医院を紹介していただいている患者さん、提携している企業・医院などの従業員やお客様や患者さんなどに、継続的に発信して**〝知らせる〟〝教えてあげる〟歯科医院ニュースリリースの継続発信**に取り組んでいます。

2 「休日のセミナー・研修会参加」を情報として伝える

歯科医院ニュースリリースの継続発信を患者さんに行うことで、患者さんとの信頼関係を育てることにつながる「情報提供内容」（コンテンツ）のひとつに、「休日のセミナー・研修会参加の情報」があります。

「歯科業界の常識は世間（患者さん）の非常識」といわれます。このことは悪い意味で使われることが多いのですが、良い意味で「先生方が当たり前と思っていることでも、患者さんからすると当たり前ではないこと」があります。それらの中には「患者さんに伝えると、患者さんとの信頼関係を育てることにつながること（情報）」もあります。

そのひとつが、「休みの日に時間とお金を使って、仕事（自分）のためにセミナー（研修会）に参加して勉強すること」です。「休日のセミナー・研修会参加」は、皆さんの中では当たり前のことになっていませんか？　皆さんが当たり前だと思っているこの習慣は、歯科医院に来院される人たち（主婦・お母さん・サラリーマン・OLなど）にとっては、当たり前ではない稀な習慣・非常識な習慣です。

サラリーマン・OLは、平日の勤務時間中に会社のお金でセミナー（研修）に参加することはありますが、「休日に自分のお金でセミナー（研修会）に参加する」人はそんなに多くいません。参加しているのは意識の高い人たちだけです。

ですから、「休みの日に時間とお金を使って、新しい技術の取得、技術やコミュニケーション力のレベルアップなどのためにセミナー（研修会）に参加して勉強したこと」や「患者さんにさらに良い医療を提供できる、歯科医院・先生・スタッフが成長（変化）するためにセミナー（研修会）に参加したこと」を患者さんに伝えると、自分たちが行っていないことを行っている先生やスタッフの皆さんのことを「自分たち（患者さん）のために、休日に勉強しているなんて、勉強熱心な先生やスタッフ」と思っていただき、先生・スタッフ・歯科医院への信頼度を高めることにつながります。

ただし、このような行動は患者さんに伝えてあげないと、患者さんはまったく知ることができません。伝える内容として次のようなものがあげられます。

・セミナー・研修会の受講目的
・セミナー・研修会で勉強した内容

・セミナー・研修会の受講で成長（変化）した内容
・歯科医院（先生やスタッフ）の成長（変化）予定
・患者さんが得られるベネフィット（利益・メリット）

患者さんに「休日のセミナー・研修会参加」の内容を伝えることは、患者さんのために成長（変化）しようとしている先生やスタッフがいる歯科医院を探している患者さんはもちろんのこと、来院中の患者さんやこれまで来院いただいた患者さんにとっても、先生やスタッフの皆さんのことを知り、信頼し、安心して歯科医院に通い続けるためにも大切な情報です。

「休日のセミナー・研修会参加」について、歯科医院ニュースリリースを利用して患者さんに情報提供しているサポート先の歯科医院の多くから、「休日のセミナー・研修会参加について、患者さんへの情報提供を始めたことで、情報提供するために、これまで以上にセミナーや研修会に参加するようになりました」という声をよく聞きます。

このことは「休日のセミナー・研修会参加」について「患者さんに情報提供」している皆さんが確実に「患者さんとの信頼関係を育てる」という成果を実感しているからです。

患者さんに情報提供することがキッカケで、もっと役に立つ情報を提供するために「セミナー・研修会への参加」が増え、その結果として、さらに患者さんとの信頼を育てることにつながるという、良いサイクルが生まれます。

7 「スタッフはプロ」であることを積極的にアピールする

歯科医院の場合、患者さんとの信頼関係を育てるには、歯科医師だけでなく、スタッフの成長（変化）についても、患者さんに伝える（表現する）ことが大切です。

【スタッフの成長（変化）の表現例】

・専門分野（インプラント・予防）の研修会への参加
・専門分野（インプラント・予防）の書籍の購入・読書
・勤務歯科医師は症例数の増加や種類の表現
・受付・アシスタントは、コミュニケーション、カウンセリング技術の取得のための研修会への参加

など、スタッフもプロ（専門家）として、技術・知識をレベルアップさせ続けていることを、積極的に表現することが大切です。

とくに、予防歯科に力を入れている歯科医院や、高額な治療費を必要とするインプラントに専門特化している歯科医院、継続的なメインテナンスで患者さんにかかわる矯正専門歯科などでは、歯科衛生士の成長（変化）を表現することが大切です。

サポート先の歯科医院では、自分を担当してくれている歯科衛生士さんは「歯科衛生士の中でも特別な人」「歯科衛生士のプロ」など、「特別な人」「レベルが高い人」と、患者さんに感じていただけるように努力しています。そして、「歯科衛生士専門誌」などの取材を歯科衛生士が受けるようにして、その記事をブログや医院新聞で伝えています。また、そのレベルの歯科衛生士を採用すること、育てることを心がけています。

先生方も、自院の歯科衛生士が取材される機会ができた際には、積極的に取材を受けるようにすすめるべきです。そして、取材を待つだけではなく、「歯科衛生士専門誌」などから取材してほしい歯科衛生士がいるときは、積極的にアプローチして、取材の機会をつくることも大切です。

また、「歯科衛生士専門誌」からの取材記事を伝えるだけでなく、

・母親教室や幼稚園などで講師をした
・歯科衛生士の研修会で講師をした
・歯科衛生士専門誌に記事を書いた

などについても、それを患者さんに伝えることで、自分を担当してくれている歯科衛生士さんは「歯科衛生士の中でも特別な人」「歯科衛生士のプロ」と、感じていただくことができます。これらの「スタッフはプロ」を患者さんにしっかりと表現することで、患者さんとスタッフとの信頼を育て、歯科医院のファンを育てることができます。

8 セミナーを開催してスペシャリストのポジションを確立する

1　「表現すること」を歯科医院経営の武器とする

「まだ来院していただいてない歯科医院の周りの人」「来院中の患者さん」「これまでに来院していただいた患者さん」に対して、

・歯科のこと（治療・予防などについて）
・歯科医院のこと（想い）
・セミナー開催や講演依頼
・先生のこと（想い）
・スタッフのこと（想い）

などを、ホームページ、ブログ、小冊子、医院新聞、カウンセリング、セミナーなどで「表現すること」に力を入れている、サポート先歯科医院があります。

それらの歯科医院の皆さんは「新規患者さんの来院数の増加」「特定の治療方法（インプラント・予防・矯正など）を希望する患者さんの来院数の増加」「患者さんからの紹介数の増加」「患者さんとの信頼関係の強化」などの良い成果をあげていて、「表現すること」

が歯科医院経営の強力な武器になっています。

2 セミナー開催には多くのメリットがある

「表現する取り組み」の一つの「セミナー開催」や「団体・企業などからの講演依頼」について、サポート先歯科医院の皆さんから相談を受けることがよくあります。

「セミナー開催」や「団体・企業などでの講演」は——

①複数（多数）の人に対して、「歯科のこと（治療・予防など）」について、直接伝えられるだけでなく、人（先生やスタッフ）についても直接伝えることができる。

②特定の対象者（美に関心がある人、健康に関心がある人、お子様がいる女性、営業を仕事にしている人など）が集まっている場所（企業・医院・団体など）で講演することで、特定の診療（予防・矯正・ホワイトニング・インプラントなど）で来院が見込まれる複数（多数）の人たちに対して、特定の診療の情報を伝えられる。

③「セミナー」が「紹介の武器」になるので、特定の対象者が集まっている企業・医院・団体などとの接点を広げやすい。その結果、特定の診療（予防・矯正・ホワイトニング・インプラントなど）での来院が見込まれる人との接点が増えていく。

④患者さんに、周りの人たちを歯科医院に紹介してもらうために、セミナーを利用していただいている。

⑤ホームページやブログをご覧いただいた人たちが、来院する歯科医院を決める前に、歯科医院の人（先生やスタッフ）と接する場として、セミナーを活用できる。
⑥自分やスタッフの、カウンセリングや説明の表現スキルがレベルアップする。
⑦セミナーの内容を作成する過程で、「歯科のこと（治療・予防など）」「歯科医院のこと」「自分やスタッフのこと」「これまで行ってきたこと」がまとめられる（再確認できる）。
⑧セミナーで伝えている内容を、小冊子やチラシ、医院新聞、ホームページ、ブログの内容に活用できるため、患者さんへの表現媒体が増える。
⑨特定の診療（予防・矯正・ホワイトニング・インプラントなど）についてセミナーを開催していること、企業・医院・団体などで講演していることを、ブログ、ホームページ、医院新聞などの媒体で表現することで、その特定の診療の「スペシャリスト（専門家）」と、患者さんたちに感じていただくことができる。

このように、多くのメリットを得られたという報告を、実践しているサポート先歯科医院の皆さんからお聴きしていますので、ご相談いただいた皆さんには、歯科医院のことなどを「表現する方法」の一つとして「セミナー開催」をおすすめしています。

3　実績をつくることがセミナー開催への第一歩

「セミナー開催」には、自院の患者さんや地域の人たちを対象にして、自分たちで開催する「自主開催セミナー」と、企業や団体などから講演依頼をいただいて行う「企業・医院・団体などでのセミナー開催」の2パターンがあります。

皆さんがセミナー開催を実践する際は、前述の②と③のメリットが得られる「企業・医院・団体などでのセミナー開催」の実現を意識した取り組みを行うべきです。

サポート先の歯科医院の皆さんが、これまでにセミナーを開催された「企業・医院・団体など」には、一般企業・保険会社・銀行・化粧品会社・ドラッグストア・美容院・学習塾・スポーツクラブ・産婦人科・小児科・皮膚科・整形外科・幼稚園・小学校・大学・カルチャーセンターなどがあります。

これらの企業・医院・団体などで、セミナー開催を実現されたサポート先の歯科医院の皆さんがまず行ったのが、**「セミナー開催の実績をつくること」「セミナー講師の実績をつくること」**です。

皆さんが企業・医院・団体などにセミナー開催を提案したとき、担当者から「これまでに、どこか（提案先と同様の企業や団体）で開催したことありますか？」と必ず聞かれます。その時に、皆さんに一度でもセミナー開催実績、講演実績があれば、開催させていただく可能性が高まります。開催したことがないと、担当者はためらいます。

「皆さんが講師をするセミナーを、大切な人たち（顧客・患者さん・従業員など）に対して開催しても大丈夫」という「信用度」「安心感」がまったく違うからです。

これは、歯科医師の皆さんに限ったことではありませんが、「企業・医院・団体など」でのセミナー開催・セミナー講師を実現するためには、また、いくつもの「企業・医院・団体など」からセミナー開催依頼・セミナー講演依頼されるためには、講演依頼する側（担当者）の〝安心材料〟となる、セミナー開催実績やセミナー講師実績をつくることが、きわめて重要だということです。

ですから、「企業・医院・団体など」に対してセミナー開催を提案する前に、まずは「自主開催セミナー」（自院の患者さん対象、地域の人たち対象、仲間の先生と共同開催など）を開催して、「セミナー開催実績」「セミナー講師実績」をつくることが大切です。その実績が次の展開につながります。

４　セミナー開催へのステップ

「企業・医院・団体など」でのセミナー開催を実現しているサポート先歯科医院の多くは、すぐに「企業・医院・団体など」へのセミナー開催の提案をするのではなく、次にご紹介するようなステップを実践することで、「企業・医院・団体など」でのセミナー開催を実現しています。

①「自主開催セミナー」を開催（自院の患者さん対象、地域の人たち対象、仲間の先生と共同開催）して「開催実績」と「セミナー内容」をつくる。そして、開催実績を積

み重ねていく。

②患者さん・顧問税理士・知人から紹介していただいた「企業・医院・団体など」に、顧客・患者さん・従業員対象の「セミナー開催企画」を提案する。

③患者さん・顧問税理士・知人から紹介していただいた、皆さんに近い「企業・医院・団体など」でセミナーを開催して「企業・医院・団体など」での開催実績をつくる。

④顧客・患者さん・従業員対象の「セミナー開催企画」の提案先を広げる。

⑤「企業・医院・団体など」から、顧客・患者さん・従業員を対象にしたセミナー開催の依頼を受け講演する。

このようなステップを踏むことは、一見すると遠回りのように感じられるかもしれません。しかし、ステップ①の自主開催セミナーを積み重ねていくことで、内容のレベルアップ、講師スキルのレベルアップという、セミナー開催の基礎をしっかり身につけることができます。

あるサポート先の歯科医院では、自院の患者さんや地域の人たちを対象にして開催する「自主開催セミナー」に、「企業・医院・団体など」の担当者参加枠を設けて、地域以外の人たちにも参加できるようにしています。

「企業・医院・団体など」の担当者参加枠を設けているサポート先の歯科医院が得ている成果としては、次のようなものがあげられます。

・顧客・患者さん・従業員を連れて参加していただいた
・「企業・医院・団体など」でのセミナー開催につながった
・「企業・医院・団体など」の顧客・患者さん・従業員の紹介につながった
・担当者に来院していただいた

ゼロから「自主開催セミナー」を開催されたサポート先歯科医院でも、セミナーに自院の患者さんや地域の人たちだけに参加していただいた場合と、「企業・医院・団体など」の担当者の方々にも参加していただいた場合とでは、「団体・企業などでの講演」の機会に大きな違いが出ています。

「自主開催セミナー」を開催するときは〝そのセミナーで患者さんとの接点をつくるだけで終わり〟という感覚ではなく、〝開催するセミナーはこれからの展開のスタートのための取り組み〟という意識を持ち、自院の患者さんや地域の人たちだけでなく、患者さん・顧問税理士・知人から紹介によって「企業・医院・団体など」の担当者の方々にも、継続的に参加していただくことがキーポイントなのです

「企業・医院・団体など」でのセミナー開催を実現したい皆さん、開催先をさらに広げたい皆さんは、ご紹介したステップを実践していくことで、セミナー開催の数を着実に増やしていくことができます。

第4章

先生・スタッフへの信頼でファンをつくる

1 「院内の良い雰囲気づくり」で信頼・絆を強くする

1 スタッフ間で仕事に対する不満が出るのは……

歯科医院の雰囲気がすがすがしい、スタッフ同士がチームの一員として喜んで働いている――そんな歯科医院は、患者さんにとっても居心地がよいはずです。逆に、医院内がギスギスしている、スタッフ同士のいさかいが絶えない歯科医院だとしたら、患者さんはもう二度と行きたいと思わないでしょう。

サポート先歯科医院のスタッフに、個別ヒアリングをさせていただいていると、

「○○さんは、仕事していない！」
「○○さんは、好きな仕事だけやっている！」
「○○さんは、頑張っていない！」
「○○さんは、楽をしている！」

などなど、自分以外のスタッフの仕事についての不満を聞くことがあります。

とくに、次のような時期にこれらの不満が多く聞かれます。

・スタッフ全員が忙しい時期

・**来院数が多い時期**
・**歯科医院が成長している時期**

こうした不満が聞かれる状態は「スタッフ同士の人間関係」「歯科医院のチーム力」「院内の雰囲気づくり」にとってマイナスの影響を与えます。

スタッフからこうした不満が聞かれたときには、早く改善することです。それ以上に、こうした不満が出てこないように予防策を実施して、スタッフ同士の良好な人間関係をつくっておくことが大切です。

2　自分以外の仕事への「想い」や「工夫」は見えない

皆さんの歯科医院で働くスタッフの仕事には、
・自分以外の人にも〝見える〟仕事（業務・作業）
・自分以外の人から〝見えない〟仕事（業務・作業）
があります。

また、スタッフへの個別ヒアリングを実施するとよくわかりますが、スタッフの皆さんは、自分が行っている仕事（業務・作業）に、
・**何かしらの想いを込めています**
・**何かしらの工夫をしています**

しかし、これらの仕事への「想い」や「工夫」は、自分以外の人から見えないことなので、そのスタッフ本人以外の人たちには、「想いを込めていること」や「工夫していること」がわからないことがほとんどです。

実は、はじめにご紹介したような、**自分以外のスタッフの仕事についての不満は、自分以外のスタッフが行っているすべての仕事（〝見える仕事〟＋〝見えない仕事〟）**をわかった上で出てきた不満ではなく、「自分以外のスタッフが行っている〝見える仕事〟」だけを見て、そこから生まれた感情をもとに出てきた不満だというのが特徴です。

その証拠に、自分以外のスタッフの仕事についての不満を口にしていたスタッフも、自分以外のスタッフが行っている〝見えない仕事〟や自分以外のスタッフの〝仕事への想い・仕事への工夫〟を知ると、不満を口にしなくなります。

自分が不満をいったスタッフの仕事は、そのスタッフの仕事の一部にすぎないこと、そして、そのスタッフの仕事への想いや工夫していたことがわかるからです。

同時に「自分が行っている仕事」や「自分の頑張り」も、自分以外のスタッフがわかっているのは、ほんの一部で、すべてではなかったことがわかるからです。

このように、**自分以外の人から〝見えない〟仕事（業務・作業）**や**〝自分の仕事への想い・仕事への工夫〟**を、自分以外のスタッフに伝えて**〝見えるようにする〟取り組みが「スタッフの仕事の見える化」**です。

この「仕事の見える化」を行って、
・スタッフそれぞれの仕事を見える化する
・スタッフそれぞれの仕事への想いや工夫を見える化する
ことで「忙しいのは自分だけ、○○さんは楽をしている！」という、誤解から生まれる不満が聞かれない状態をつくることができます。

〔図表8〕　ジョハリの窓

	自分が知っている	自分が知らない
他人が知っている	**解放の窓（A）** 自分もわかっており 他人も知っている自分	**盲目の窓（B）** 自分は気づいていないが 他人は知っている自分
他人が知らない	**秘密の窓（C）** 自分ではわかっているが 他人は知らない自分	**未知の窓（D）** 自分も他人も気づいて いない自分

3　「ジョハリの窓」でスタッフの仕事を見える化する

「スタッフ同士の人間関係」の予防策・改善策として効果的な「ジョハリの窓を活用したスタッフの仕事の見える化」を紹介します。

スタッフみずから「自分の仕事を見える化する」機会はありませんので、院内で「スタッフの仕事の見える化ミーティング」を開催して、その機会を設ける必要があります。

この「スタッフの仕事の見える化ミーティング」は、良好な対人関係やコミュニケーションづくり、良好な人間関係の組織づくりのために用いられることが多い「ジョハリの窓」を活用して行います。

「ジョハリの窓」では「自分が知っている・自分が知らない」と「他人が知っている・他人が知らない」という2つの軸から、自分のことを「4つの窓」で表します（図表8）。

「ジョハリの窓」は、もちろん歯科医院の人間関係やコミュニケーションを良好にするためにも役立ちます。そして、「スタッフ自身」だけでなく、「スタッフの仕事」「スタッフの仕事の頑張り（仕事への想いや工夫）」にも当てはまり、「仕事を通した良好な人間関係づくり」にも応用できます。

スタッフの仕事を、「ジョハリの窓」の「自分がやっていることを知っている仕事・自分がやっていることを知らない仕事」と「他人がやっていることを知っている仕事・他人がやっていることを知らない仕事」という2つの軸で考えてみます。

これをジョハリの窓でみると、次の4つの仕事に分かれます。

(A) 開放の窓（自分も他人もやっていることを知っている仕事）
(B) 盲点の窓（他人はやっていることを知っているが、自分では気づいていない仕事）
(C) 秘密の窓（自分はやっているが、他人はやっていることを知らない仕事）
(D) 未知の窓（自分も他人もやっていると気づいていない仕事）

(A)の仕事は**「見える仕事」**です。自分でも頑張っているし、自分以外のスタッフからも、頑張っていることがわかる仕事です。この(A)の仕事が多い人（職種）は、周りから「〇〇さんはとっても頑張って仕事をしている」と思われて、周りから評価されます。そして周りのスタッフと良好な人間関係を保てます。

(C)の仕事は**「見えない仕事」**です。自分では頑張っているけど、自分以外のスタッフからは、やっているかどうかわからない仕事です。この(C)の仕事が多い人（職種）は、周りから「〇〇さんは仕事をしていない」「〇〇さんは楽をしている」などと、不満が聞かれることになり、院内の人間関係のトラブルの原因になることがあります。

ただ、スタッフの皆さんに個別ヒアリングしてわかることは「(C)の仕事が多いのでは？」と不安を抱えているスタッフが多くいることです。「頑張って仕事をしているが、先生や他のスタッフは気づいてくれているかな？」という不安を多く抱えています。

また、「スタッフの仕事」は、やっていることが目に見えることなので、(A)に当てはまることも多くありますが、「スタッフの仕事の頑張り（仕事への想いや工夫）」は、目に見えないことが多いので、ほとんどが(C)に当てはまります。「自分ではこういう想いを持って頑張っている、工夫しているが、自分以外のスタッフは気づいていない」ことがほとんどです。

ですから、自分以外のスタッフの仕事についての不満をなくし、スタッフ同士の良好な人間関係をつくるためには、内面と同様、スタッフ個々の「自分以外の人から〝見えない仕事〟（業務・作業）」や「自分の仕事への想いや仕事への工夫」を自分以外のスタッフに表現（教えて）して、(A)の「見える仕事」の部分を大きくすることです。

そのための取り組みが「スタッフの仕事の見える化ミーティング」です。「スタッフそれぞれの仕事を見える化する」「スタッフそれぞれの仕事への想いや工夫を見える化する」ことで、仕事を通した良好な人間関係をつくることができます。

4 スタッフの「仕事の見える化ミーティング」を行う

「スタッフの仕事の見える化ミーティング」では、スタッフの仕事の見える化ステップの順に行って、スタッフそれぞれの仕事を見える化していきます（図表9）。

この取り組みを行うと、スタッフの皆さんは、自分で思っていた以上に(C)の部分の仕事が多いことに気づきます。とくに「仕事への想いやこだわり、注意しているところ、工夫しているところ」は(C)に当てはまることがほとんどかもしれません。

そして自分も、自分以外のスタッフの「仕事内容」や「仕事への想いやこだわり、注意しているところ、工夫しているところ」に気づいていなかったことが多かったことに気づかれます。

つまり「自分も自分以外も頑張っているが、気づいていないことがたくさんある」と

〔図表９〕 スタッフの仕事の見える化ステップ

①「スタッフの仕事の見える化」を行う理由を説明する
②「ジョハリの窓」について説明する〔図８を利用〕
③「仕事リストアップ表」を配布する〔図 10 を利用〕
④「仕事リストアップ表」に「仕事内容」と「仕事への想いやこだわり、注意しているところ、工夫しているところ」をスタッフ個々で記入する
⑤ 記入済の「仕事リストアップ表」をコピーしてスタッフ全員に配布する
⑥「仕事リストアップ表」に記入した「仕事内容」と「仕事への想いやこだわり、注意しているところ、工夫しているところ」を１人ずつ発表する（見える化）
⑦ 発表者以外のスタッフは「仕事内容」と「仕事への想いやこだわり、注意しているところ、工夫しているところ」が「ジョハリの窓」の（A）か（C）なのかを聞きながら記入する
⑧ 発表者以外のスタッフは、リストアップされていない「仕事内容」や「仕事への想いやこだわり、注意しているところ、工夫しているところ」で（B）の部分があれば記入して発表する
⑨（A）（B）（C）記入済の「仕事リストアップ表」をコピーして発表者に渡す
⑩ 発表者は自分の「仕事内容」や「仕事への想いやこだわり、注意しているところ、工夫しているところ」の（A）（B）（C）を確認して、何が他のスタッフも知っていたこと（A）なのか、何が知らなかったこと（C）なのかを把握する
⑪ ⑥～⑩をスタッフ全員行う
⑫ 医院スタッフ全員で、自分以外のスタッフが行っている仕事、仕事への想い、仕事で工夫していることを共有する

〔図表 10〕　仕事リストアップ表

1	仕事内容		ジョハリの窓 A　B　C　D
	・仕事への想いやこだわり ・工夫しているところ ・注意しているところ		ジョハリの窓 A　B　C　D
2	仕事内容		ジョハリの窓 A　B　C　D
	・仕事への想いやこだわり ・工夫しているところ ・注意しているところ		ジョハリの窓 A　B　C　D
3	仕事内容		ジョハリの窓 A　B　C　D
	・仕事への想いやこだわり ・工夫しているところ ・注意しているところ		ジョハリの窓 A　B　C　D
9	仕事内容		A　B　C　D
	・仕事への想いやこだわり ・工夫しているところ ・注意しているところ		ジョハリの窓 A　B　C　D
10	仕事内容		ジョハリの窓 A　B　C　D
	・仕事への想いやこだわり ・工夫しているところ ・注意しているところ		ジョハリの窓 A　B　C　D

いうことを確認することになり、自分以外のスタッフの仕事についての不満がなくなり、スタッフ同士の良好な人間関係をつくることができます。スタッフ同士の関係を良好に保つため、チーム力をアップするために、ぜひ取り組んでみてください。

　先生は「スタッフの皆さんが行っている仕事内容（業務・作業）、仕事への想いや仕事で工夫していること」をすべてご存知ですか？　これまでこの「仕事の見える化」をサポートした先生はご存知ではありませんでした。スタッフ個々が「見える化」をしなければわからないことですので当然です。
(C)の部分の多いスタッフが多い医院の場合は、仕事を通してのスタッフ同士の人間関係でトラブルが発生しやすいので、「スタッフの仕事やスタッフの仕事への想いや工夫を見える化」する機会を定期的につくり、(A)の部分を多くするようにしてください。
また、スタッフが発表した「仕事内容」や「仕事への想いやこだわり、注意しているところ、工夫しているところ」に(C)をつけた数が多い先生は、スタッフのことをあまり見ていない、気にしていないと考えていいと思います。
スタッフとの関係を良好に保つためには、スタッフの仕事を見る、個別ヒアリングやミーティングなどで、スタッフの声を聴く機会を増すなど、スタッフとのコミュニケーションを意識して行ってください。

5　「仕事の見える化ミーティング」は先生の「想い」をスタッフに伝えるチャンス！

これまでお伝えしてきたことは、先生にも当てはまります。

「スタッフからは〝見えない〟仕事（業務・作業）」
「先生の仕事への想い・仕事への工夫」

は、スタッフに表現（伝えて）して、「見える化」しないと、スタッフには、わからない、伝わっていないことが多くあります。それによって、先生への不満や誤解が生じているケース、チーム力を発揮できていないケースが見受けられます。
スタッフに個別ヒアリングをさせていただいたときに、
・先生が、何を考えているかわからない
・歯科医院が、これからどういう方向にすすむのかわからない
・先生が、患者さんに対してどういう想いで治療しているのかわからない
・先生が、私たちスタッフについてどう考えているのかわからない
など、先生への「不満や不安の声」を、聴くことがあります。

これらも、先生の仕事への想いや仕事への工夫を、日頃の仕事やミーティング、会話の中でスタッフに表現する機会がない、あるいは伝わっているが十分ではない、人によって伝わっていないことのあらわれです。

ですから「スタッフの仕事の見える化」の取り組みに先生も参加して、「先生の仕事（業務・作業）」「先生の仕事への想いや仕事への工夫」を、スタッフの皆さんに表現（伝えて）して、「見える化」することが必要です。

このことは、スタッフとの間に、前述のような不満や誤解を生じさせないためにも、働いている歯科医院への不安を払しょくして、個々の力をフルに発揮させるためにも大切なことです。

「先生の〝仕事の見える化〟は、先生の患者さんや、診療・経営・スタッフへの〝想い〟

を、スタッフに伝えるチャンスにする」ことです。

「仕事の見える化ミーティング」後の個別ヒアリングで、「先生があんなこと考えていたのを初めて知りました」という声が、スタッフからたくさん聞かれることからも、「先生の仕事の見える化」「先生の想いの見える化」を実践することの必要性を感じます。

実践しなかったとしたら、先生の想いが伝わらないまま、仕事をしていたスタッフが何人もいるということです。それでは、先生との関係や医院経営にとってはマイナスになるだけです。

皆さんの医院のスタッフには、先生の「行動」だけで伝わるスタッフ、先生の「言葉」で伝わるスタッフがいます。

「先生の仕事への想いや仕事への工夫」についても、改めて言葉で表現しなくても、日頃の先生の仕事やその姿勢で伝わるスタッフもいますが、その一方で、先生の仕事やその姿勢だけでは伝わらず、言葉で表現することで伝わるスタッフもいます。

ですから「先生の仕事（業務・作業）」「先生の仕事への想いや仕事への工夫」を、スタッフの皆さんに表現（伝えて）して、「見える化」することが、「先生の想い」をしっかりと伝えるだけでなく、「医院内の人間関係を良好に保ち、チーム力をアップする」「良い雰囲気の院内づくり」のために、きわめて大事な取り組みなのです。

2 〝ありがとう〟があふれる歯科医院づくりでファンをつくる

1 〝ありがとう〟ということで……

全体ミーティングやスタッフ個別ヒアリングで、「仕事にやりがいを感じるとき」について、スタッフの声を聴くと、「患者さんから〝ありがとう〟といわれたとき」「先生やスタッフから〝ありがとう〟といわれたとき」という声が多く出ます。

ですから、スタッフが医院での仕事にやりがいを持ち続けられるようにするためには、

・患者さんから〝ありがとう〟をいわれる機会をたくさんつくること

・先生やスタッフの皆さんから〝ありがとう〟をいわれる機会をたくさんつくること

が必要不可欠だということです。

「〝ありがとう〟をたくさんいってもらうには、どうしたらよいのでしょうか？」

「〝ありがとう〟をたくさんいってもらえるスタッフは、どんなスタッフなのでしょうか？」

年賀状にたとえて考えてみると、その答えが見えてきます。「年賀状をたくさんもらえる人は、どんな人でしょうか？」――その答えは2つあります。

そのひとつは「普段からたくさんの人のお世話をしている人、役に立っている人」です。もうひとつは「年賀状をたくさん出している人」つまり、「自分からたくさんの年賀状を出して、その返事として、相手から年賀状がたくさん届く人」です。

〝ありがとう〟についても、この年賀状の場合と同じようなことがいえます。〝ありがとう〟をたくさんいってもらえるスタッフは、どんなスタッフなのでしょうか？

その答えのひとつは**「日頃から患者さん・スタッフ・先生のお世話をしている、役に立っているスタッフ」**です。もうひとつは**「自分から、患者さん・スタッフ・先生に〝ありがとう〟をたくさんいっているスタッフ」**ということになります。

スタッフが仕事にやりがいを持ち続けられるようにするために、「〝ありがとう〟があふれる歯科医院」づくりを実践している歯科医院では、スタッフが〝ありがとう〟をいわれる機会を増やすために、患者さんだけでなく、自分以外のスタッフの役に立つという意識を持って、仕事をすることを医院全員で徹底しています。

それと同時に、スタッフが、患者さんや自分以外のスタッフに〝ありがとう〟をいう機会、〝ありがとう〟を表現する機会を増やす取り組みを行っています。

2　患者さんに〝ありがとう〟を表現する

日々、患者さんと接する中で、患者さんに感謝することをしっかり感じられるように、

〔図表11〕　患者さんに“ありがとう”を表現しているケース

・新規の患者さんが自院を選んで来院してくれたこと
・ホームページを見て来院してくれたこと
・アポイントの約束を守って来院してくれたこと
・キャンセルの連絡をしてくれたこと
・アポイントの順番を譲ってくれたこと
・靴を揃えてくれたこと
・口紅を落として受診に協力してくれたこと
・説明をよく聞いてくれたこと
・指示にしたがってくれたこと
・治療しやすいように協力してくれたこと
・指導したことを実践してくれたこと
・自分、他のスタッフや先生、医院を褒めてくれたこと
・リコールに応じて来院してくれたこと
・ケアをしっかり行って良い状態を維持してくれたこと
・患者さんを紹介してくれたこと
・アンケートに協力してくれたこと
・医院新聞を読んでくれたこと
・次回のアポイントをとってくれたこと……など

意識して患者さんに接します。そして、先生・スタッフそれぞれが、一人の患者さんに必ずひとつの〝ありがとう〟を表現できるように努力しています〔図表11〕。

　サポート先の先生は「感謝すること（感謝すべきこと）」を意識して患者さんに接するようにすることで、患者さんに感謝すること（感謝すべきこと）が、たくさんあることに気づきます。また、患者さんに感謝すること（感謝すべきこと）に対して、これまで感謝を表現していなかったことに気づきます、といっています。

　この取り組みを始めた当初はなかなか気づけなくても、意識して接し続けることで、患者さんに感謝すること（感謝すべきこと）に、どんどん気づけるようになってくる、〝あ

りがとう〟を表現できるようになってくる、といっています。

「感謝することに気づく」ことにも、「ありがとうを表現する」ことにも、トレーニングが必要です。サポート先の歯科医院では、できるだけ多くの「患者さんに感謝すること」に気づき、〝ありがとう〟をたくさん表現できるようになるために、終礼とミーティングで、「患者さんに〝ありがとう〟を表現したこと」を、スタッフ全員で発表し合っています。そして「患者さんに感謝すること」を医院全体で共有しているのです。

3　スタッフに〝ありがとう〟という

サポート先の歯科医院では、毎日の終礼の時に「他のスタッフや先生が自分にしてくれたことで感謝したこと、うれしかったこと」を、各自が必ずひとつ報告します。そして、自分以外のスタッフや先生に〝ありがとう〟を毎日表現します。

ミーティングのときも、「他のスタッフが教えてくれたことで、患者さんの役に立てたり、褒められたりしたこと」を発表し合い、自分以外のスタッフや先生に〝ありがとう〟を表現しています。

こうした取り組みによって、スタッフ全員が、自分では気づいていなかったが、他のスタッフや先生の役に立っていたことや、喜んでくれたことに気づけるそうです。

また、ミーティングでは、スタッフが交替で講師を担当して発表を行っています。発表後、講師以外のスタッフは「役に立ったこと」「勉強になったこと」を発表することで、講師を担当したスタッフに、〝ありがとう〟を表現します。

もちろん、スタッフだけでなく、先生もスタッフへの〝ありがとう〟を表現しています。スタッフに感じた〝ありがとう〟を、「スタッフ会話カルテ」に、毎日、診療終了後書きとめ、その内容をもとに「今月の〝ありがとう〟のメッセージ」を書いて、給料日に給与明細に添えてスタッフに渡し、スタッフ一人ひとりに〝ありがとう〟を伝えています。

サポート先歯科医院では、このような取り組みを実践して、スタッフの皆さんや先生が〝ありがとう〟をいう機会を増やしています。そうすることで、スタッフ全員が、患者さんや他のスタッフから〝ありがとう〟といってもらう機会を増やして、〝ありがとう〟があふれる医院づくりを行っています。

4 院外に〝ありがとう〟を表現する

そして、サポート先の歯科医院では、これまで、院内で表現していた〝ありがとう〟を、院外（患者さん）にも表現することを始めました。

次の①〜④の取り組みです。

① **「リコールはがき」で〝ありがとう〟を表現**／「リコールはがき」は印刷された物をそのまま利用していて、メッセージを添えていませんでしたが、「〝ありがとう〟のメッ

セージ」を担当歯科衛生士が添えて出すようにして、院外に〝ありがとう〟を表現します。

②「毎月１枚手書きのはがき」で〝ありがとう〟を表現／患者さんを紹介してくださる患者さんや、予防を頑張っている患者さんなど、気になる患者さんを先生・スタッフそれぞれが毎月１人選んで、「手書きでメッセージを書いたはがきを出す」取り組みを実践して、院外に〝ありがとう〟を表現します。

③「イベント」で〝ありがとう〟を表現／「親子歯みがき教室」「親子お料理教室」「歯医者さん体験教室」「クリスマスパーティー」など、患者さんだけでなく、地域の人たちに参加していただけるイベントを開催して、院外に〝ありがとう〟を表現します。

④スタッフの家族に〝ありがとう〟を表現／スタッフの誕生日に、バースデイパーティーを開いて、スタッフへの〝ありがとう〟を表現していましたが、それに加えて、スタッフ本人だけでなく、スタッフの誕生日に家族（両親など）に「スタッフへの感謝のメッセージを添えた色紙」を贈ることで、スタッフへの〝ありがとう〟を院外に表現します。

サポート先の歯科医院では、ご紹介したような取り組みを行った結果、スタッフの仕事へのやりがいが高まり、それが持続しただけでなく、「〝ありがとう〟があふれる歯科医院」という場が出来上がり、患者さんをファンに育てる歯科医院づくりに成功しています。

3 受付スタッフの姿勢が信頼感を変える

1　医院の顔である受付の第一印象が医院の印象を決める

スタッフ育成に関するご相談は、多くの先生方からいただきますが、本書をお読みの先生方の歯科医院では、スタッフ育成について問題を抱えていませんか。

ここでは、サポート先の歯科医院で実践している「受付スタッフを育ててファンを増やす取り組み」をご紹介します。

人は誰でも初対面の人に会うとき、「どんな人だろう？」と相手に対する不安感を持っています。

そして、その初対面の人と良い人間関係を築いていくためには、初対面時の「第一印象」が影響することは、皆さんご存知のことと思います。

「良い第一印象」→「良い関係をつくりやすくなる」

「悪い第一印象」→「良い関係をつくりにくくなる」

歯科医院の新規の患者さんには、やはり良い第一印象を持ってもらいたいものです。

「第一印象は、ほんの少しの時間で相手の中につくられ、それを変えることは難しい！」

ともいわれます。

このことは**「良い第一印象をつくる」ためには、初対面の人との最初の接点がとても重要である**ということを教えてくれます。

歯科医院に初めて来院される「患者さん（新患）と歯科医院との関係」にもまったく同じことがいえるのです。

「歯科医院の第一印象」を良い印象にするための大きな役割を担っているのが、「患者さん（新患）と〝ボイストゥボイス〟や〝フェイストゥフェイス〟で最初の接点を持つ受付スタッフ」です。

受付での対応が「歯科医院と患者さん（新患）」との信頼関係づくり、先生やスタッフの皆さんの患者さんへの想いや頑張りが１００％伝わる人間関係づくりなどに、大きな影響を与えることを考えると、受付の存在は大きなものがあります。

もちろん、ホームページを見て来院された患者さん、紹介患者さんなどは「ホームページの内容から持った印象」や「紹介の言葉から持った印象」などの潜在印象も「歯科医院の第一印象」づくりに関係してきますから、受付スタッフだけですべて決まるわけではありません。

しかし**「人として患者さん（新患）と最初の接点を持つ」**受付スタッフは、間違いなく「歯科医院の良い第一印象」づくりの大きな役割を担っています。

2　アンケートに見る受付のプラス印象・マイナス印象

受付スタッフの言動などが、「患者さんの歯科医院に対する印象」にどう影響するかは、サポート先の歯科医院の行ったアンケートやヒアリングでの患者さんの声からもよくわかります。

このアンケートを見ると、受付スタッフのどんなことがプラスの印象をつくり、マイナスの印象をつくってしまうのかがわかり、「歯科医院の良い第一印象」をつくるための受付スタッフの役割を再考する際のヒントになるのでご紹介します。

①プラスの印象を持った患者さんの声

「受付の女性の電話の声が可愛くて安心します」↓電話での話し方でプラスの印象

「受付の女性が、無理なお願いにきちんと対応してくれてうれしかった」↓対応でプラスの印象

「受付の女性は、いつもニコニコ、ハキハキ、シャキシャキしていて、とても感じが良かった」↓表情・話し方・対応でプラスの印象

②マイナスの印象を持った患者さんの声

「受付の方が若干怖い感じなので、電話するとき指が震えます」↓表情・態度・話し方でマイナスの印象

「近所の歯医者さんに電話してみたら、受付の感じが悪く、予約したけど、本当に大丈

夫かなこの歯医者と感じたことがある」↓電話対応・話し方でマイナスの印象
「待った時間が長かったのに、受付の子は声もかけてくれませんでした」↓対応でマイナスの印象
「私が最後の患者だったらしく、追い立てられるような治療で、しかもお会計も慌ただしかった」↓対応・態度でマイナスの印象
「以前、通っていた歯医者の受付の女の子はギャルで、その上、愛想がものすごく悪い」↓髪型・カラー・メイク・対応・態度・話し方でマイナスの印象……などなど
受付スタッフに、このような印象を持った患者さんが来院されている歯科医院だとしたら、他の患者さんたちにも同じような印象を与えていると思って間違いありません。
そして、
「良い印象を持たれた患者さんはプラスの口コミ」
「悪い印象を持たれた患者さんはマイナスの口コミ」
を、周りの人たちにしていることも考えられるので、その患者さんの周りの人たちの歯科医院への印象づくりにも影響を与えているはずです。
患者さんの声の後に、「プラスやマイナスの印象を患者さんに与えたこと」を記しましたが、それは「電話対応（話し方）」「髪型・カラー・メイク・ネイル」「表情」「挨拶」「言葉づかい（話し方）」「態度」の7つです。

つまり、「7つのポイント」のレベルアップに取り組むことで「プラスの印象」を与える機会が増え、対象の患者さんが新規の場合、「歯科医院の良い第一印象」をつくることができます。問題があって改善に取り組むことで、「マイナスの印象」を与える機会が減り、「歯科医院の悪い第一印象」をつくるリスクを減らすことができるのです。

3　受付スタッフを育てる5つのステップ

受付スタッフが「歯科医院の第一印象」づくりに大きく影響するのは、受付スタッフが患者さん（新患）に最初に接点を持つということだけでなく、「患者さん（新患）と初めに多くの接点を持つ」ので、良い印象も悪い印象も、患者さん（新患）に与える機会（接点）が多くあるからです。

つまり、受付スタッフの対応が、「患者さん（新患）がつくる歯科医院の第一印象」に大きく影響します。ですから、患者さんに印象を与える多くの機会（接点）で、良い印象を与えることができる受付スタッフを育てることが、大事なのです。

初めて皆さんの歯科医院と接点を持つ患者さん（新患）が、

「歯科医院と初めて接点を持つ」→「来院する」→「次回来院する」

この間に存在する「受付スタッフと患者さん（新患）との接点」を細かく一つひとつ洗い出し、その接点ごとに「良い印象」を与えることができる受付スタッフを育てていくこ

とです。そのためには、

★第1ステップ……受付スタッフと患者さん（新患）との接点を細かく一つひとつ洗い出して、どのような接点があるかを確認する

★第2ステップ……受付スタッフが患者さん（新患）との一つひとつの接点で、どんなことをすればよいかを考える

★第3ステップ……受付スタッフがそのことを実践できるようにするためには、どんな取り組みや教育が必要かを考える

★第4ステップ……受付スタッフにその取り組みや教育機会を提供する

★第5ステップ……受付スタッフが取り組みと教育を実践する

というステップで、先生はじめ他のスタッフも、受付スタッフと一緒になって取り組んでいくことです。

このように、「受付スタッフが患者さん（新患）と初めに持つ多くの接点」の一つひとつで、良い印象を与え続け、「歯科医院と初めての接点～次回来院」までの間に「歯科医院の良い第一印象」を育てていくことが、受付スタッフの大切な役割です。

受付スタッフが「良い第一印象」づくりができるように、〔図表12〕を参考に、どんな教育を、どの機会に提供するかは「歯科医院の良い第一印象づくりに貢献できる受付スタッフ」を育てるためにも、重要な投資となります。

〔図表 12〕 受付スタッフが患者さん（新患）と初めに持つ接点と印象を与えるポイント例

①予約電話（問い合わせ）が入ったとき
ポイント→【電話対応・話し方・言葉づかい・声など】

②来院したとき　ポイント→【表情・髪型・カラーなど】

③挨拶したとき　ポイント→【挨拶の仕方・声など】

④問診票記入・医院＆システム案内（＆冊子等提供）したとき
ポイント→【説明方法等の対応・話し方・言葉づかいなど】

⑤待合室での声かけしたとき
ポイント→【対応・言葉づかいなど】

⑥診察室へ案内したとき
ポイント→【対応・話し方・言葉づかいなど】

⑦会計をするとき　ポイント→【対応・話し方・言葉づかいなど】

⑧次回予約を受け付けるとき
ポイント→【対応・話し方・言葉づかいなど】

⑨注意点などの説明・注意点の資料提供をするとき
ポイント→【対応・話し方・言葉づかいなど】

⑩見送り・挨拶をするとき
ポイント→【挨拶の仕方・声など】

⑪お礼＆約束＆次回予約確認はがきを出すとき
ポイント→【字そのもの・誤字脱字・文章・マナーなど】

また、例として紹介したような「医院＆システム案内（冊子提供）」「待合室での声かけ」「お礼＆約束＆次回予約確認はがき発送」「注意点資料提供」などの、「歯科医院の良い第一印象づくり」にプラスになると思われることを取り入れることです。

その上で「新規来院者への対応システム」をしっかりと整えて、受付スタッフが一つひとつの接点で良い印象を与えることを実践しやすくするためのサポートも大切です。

4 患者さんへの＋αのひと言の表現で信頼づくりを

1 感謝のひと言・気づかいのひと言・お詫びのひと言

先生方の医院では「患者さんが何かしてくれたとき」「患者さんに迷惑をかけてしまったとき」「患者さんが不安を感じているとき」などに、感謝の言葉・お詫びの言葉・気づかいの言葉などのひと言を、患者さんに表現する習慣がありますか？

「たったひと言」ですが、前述のタイミングで患者さんに伝えると、先生やスタッフの皆さんに対して、患者さんが受ける印象が「良くなったり」「悪くなったり」します。

たとえば、感謝のひと言――

・いつもアポイントの時間より前に来院していただける患者さんに、約束を守っていただいていることに対しての感謝の言葉を添える

・指導したことを実践された患者さんに、実践していただいたことに対しての感謝の言葉を添える

・初めて来院いただいた新規の患者さんに、数ある歯科医院の中から当院を選んで来院していただいたことに対しての感謝の言葉を添える　……など

また、お詫びのひと言や、気づかいのひと言――

・「約束の時間どおり来院いただいたのに、お待たせしてしまい申し訳ありません」とお詫びの言葉を添える

・「本日の治療についてのご質問や、不安なところがありましたら、いつでもお声をかけてください」と、気づかいの言葉を添える

・「本日の治療についてのご質問や、不安なところはございますか？」と気づかいの言葉を添える

……など

先生方の医院では、このようなとき「患者さんに＋αのひと言」を表現していますか。

サポート先の歯科医院では〝感謝のひと言〟〝お詫びのひと言〟〝気づかいのひと言〟を、医院全員が患者さんに確実に表現するために、次にご紹介する4つの取り組みを行っています。

2　患者さんにひと言を表現する習慣づくりのミーティングを継続開催

①ひと言表現の場面を考えて見つける

患者さんにひと言表現する習慣づくりミーティングでは「感謝のひと言・お詫びのひと言・気づかいのひと言を患者さんに表現する場面」をみんなで考えて見つけていきます。

たとえば、毎回アポイントの時間前に来院いただける患者さんが来院されたとき、雑誌

や靴などを整理してくれたとき、リコールで来院されたとき、約束の時間前に来院いただいたのに待たせてしまったとき、治療の説明を不安そうな顔で聞かれていたときなど。

次にその場面で表現する、感謝のひと言・お詫びのひと言・気づかいのひと言をみんなで考えます。

②ひと言を表現する場面→表現するひと言を共有化する

ミーティングで考えた「ひと言を表現する場面」と「表現するひと言」をセットで記載した「場面→表現するひと言集」を作成します。このひと言集を医院全員で共有化することで、全員が、患者さんに〝＋αのひと言を表現〟できるようにしています。

③患者さんにひと言表現する場面を意識するルール実施

「患者さんに嫌な思いをさせてしまったことはないか」「患者さんが不安に感じていることはないか」「患者さんが質問したいことはないか」と、常に考えるというルールを設けて、診療中も医院全員に、患者さんにひと言表現する場面を意識させることで、患者さんに＋αのひと言を表現するようにしています。

④感謝のはがきで＋αのひと言を継続的に伝える

ミーティングでは「1ヵ月間で、とくに感謝の言葉を表現したいと思った患者さん」をそれぞれが1人選び、「感謝のはがき」を書くことで、感謝のひと言を文章で伝える取り組みを、医院全員で継続的に行っています。

5 スタッフのサービス力で信頼を深める

1　まず求めるサービスレベルを具体的に体感させる

患者さんとの会話・言葉づかい・説明の仕方・電話対応・挨拶・応対など、患者さんに対しての「スタッフのサービス力」は、医院のファンづくりのキーになります。

このサービス力を高めるために大切なことは、

①自院では、患者さんにどんなレベルのサービス（対応）を求めているかを決める

↓

②自院が求めているサービス（対応）レベルと理由を伝える

↓

③自院が求めているサービス（対応）レベルを実際に体感させる

↓

④自院が求めるサービス（対応）レベルのサービス力を身につけるための方法を教え、トレーニングを提供する

というステップを設けて、スタッフを育てていく必要があります。

「スタッフのサービス力」を高める取り組みを実践している歯科医院では、①、②、④のステップだけを実践して、③のステップを抜かしてしまう歯科医院がよくあります。

「スタッフサービス力」を求めるレベルまで高めるためには、

・〇〇のようなサービス

・〇〇のような対応

と、言葉だけで先生がイメージしていることを、スタッフに伝えるだけでは十分とはいえません。

「実際に求めるレベルのサービスを体感させて、求めるサービスレベルを具体的にイメージさせること」が、先生方が求めるレベルまで、「スタッフのサービス力」をアップさせるためには欠かせません。

スタッフがサービスレベルを具体的にイメージできるようにと、皆さんが工夫して、「一流ホテル〇〇のようなサービス」と例えを用いて伝えたとしても、スタッフの中に、一流ホテルを利用したことがないスタッフがいたとしたら、「本当のイメージ」、つまり自分に求められている「サービスレベル」（ゴール）をイメージすることはできません。

キャビンアテンダント（CA）やレストラン、美容室などを例にした場合も同様です。人はゴールが見えないと、目的への到達は難しくなります。

「サービスレベル」がイメージできないと、自院が求めるサービスレベルには、なかなか達しないのです。

ですから、自院が求めるレベルのサービス（対応）を体感できるところ（歯科医院・美容室・ホテルなど）を探し、スタッフに実際に体感させて、明確なイメージ（ゴール）を持たせることが大切です。

具体的なイメージ（ゴール）を持たせた後に、そのレベルまで「サービス力」を高めることができるトレーニングを提供して、トレーニングさせることです。

また、「サービス力」を高めるためにも、「サービス力アップのためのセミナー」などを受講させて終わりではなく、スキルをマスターするための「知る」↓「わかる」↓「行う」↓「できる」のステップを踏んでいくことで、初めて身につくようになります。

①知る↓セミナー（研修会）・書籍
②わかる↓セミナー（研修会）再受講・書籍再読
③行う↓自己練習・院内練習・実地練習
④できる↓現場での実践経験

これらのステップを用意して、継続的にトレーニングを実施することが、自院が求めるレベルまで、「スタッフのサービス力」を確実に高めるためには必要なのです。

2　サービス精神・感覚を高めることも必要！

「サービス力」というスキルを高めるだけでなく、「サービス精神・感覚」「ホスピタリティ精神・感覚」を高めるための取り組みも実践していかなければなりません。

前項の③「行う→自己練習・院内練習・実地練習」は、セミナー（研修会）などで学んだ「サービス力」を高めるスキルを繰り返しトレーニングして、確実にできるようにするためステップですが、「サービス精神・感覚」「ホスピタリティ精神・感覚」を高めることも同様です。

そのためにも、「自院が求めているサービス（対応）レベル」を一度だけ体感させて終わりにするのではなく、そのレベルのサービスを何度も体感させることが、「サービス精神・感覚」「ホスピタリティ精神・感覚」を高めるためには有効です。

この取り組みによって、スタッフの皆さんの「サービス精神・感覚」「ホスピタリティ精神・感覚」が高まっていくと、自ずとスタッフは「サービス」や「ホスピタリティ」に対して敏感になってきます。

「サービス力」も「サービス精神・感覚」もすぐには育ちませんので、ご紹介したスタッフの「サービス力」を育てるための4つのステップを、継続的に実践してみてください。

そして、「スタッフのサービス力」を、ファンを育てるための歯科医院の武器にしてください。

第5章

先生・スタッフの魅力でファンをつくる

1 デンタルコーチングの導入で絆を深める

1 デンタルコーチングは最強のコミュニケーションツール！

ここでは「コーチング」のスキル、とりわけ一般的なコーチングの概念を覆さず、歯科医院の現場で活用できるスキルとして「デンタルコーチング」を紹介します。

患者さんとの絆を深め、ファン患者さんをつくるにあたって大切なことがあります。

それは、自分が相手から好かれる前に、自分が相手を好きになることです。あくまでも、相手を好きになるのが先です。相手を思う気持ち、「好き！」という感情は、必ず相手に伝わります。その逆もしかりです。相手をどうしても好きになれない、嫌悪感や違和感をもつと、相手に不思議と敏感に伝わるものです。どんなに美しい接遇や対応を行っても、患者さんへの気持ちが「好き！」でなければ、患者さんの心には届きません。デンタルコーチングは、患者さんを好きになる素晴らしいコミュニケーションツールなのです。

2 デンタルコーチングで患者さんをより深く理解できる

デンタルコーチングを実施すると、今まで嫌悪感や違和感をもった患者さんに対しても、ポジティブな感情を抱けるようになります。それは、デンタルコーチングを導入することで、患者さんをより深く理解できるようになるからです。

たとえば、約束の時間を守らない患者さんに対して、先生やスタッフの皆さんは苦手意識をもっていたり、嫌悪感を抱いたりする人もいるかもしれません。ご自身が時間を守るしっかりされている人ならなおのこと、時間を守らない行為は許せないのです。

デンタルコーチングを導入すると、「なぜ時間が守れないのか？」「何か理由があるのではないか？」などといった側面からとらえられる習慣がついてきます。自分本位の見方から相手を重視した見方に変わるのです。

その結果、患者さんからの信頼は厚くなり、感謝され、お互いの「好き！」という感情が深まります。これが絆そのものです。ファンづくり・絆づくりには、デンタルコーチングが絶大な効果を上げるのです。

デンタルコーチングは、私が1年間かけて育成している「デンタルスタッフスタディーグループ（ＤＳＳＧ）」で研究・開発・実践して成果を上げてきたものです。実際に、門下生たちが、歯科医院の現場（とくにカウンセリング時）でデンタルコーチングを取り入れ、失敗を重ねながら、患者さんとの信頼関係づくりの実績を積んできました。

知識は行動に移して初めて生きたものとなります。次項以降で、私が皆さんの良きコーチとして、パワフルで実践的なデンタルコーチングの真髄を紹介していきます。

2 「コーチング」ってなに？「コーチ」ってなに？

1　コーチングの基本は自立をうながすこと

コーチングの基本の考え方は「相手は必ず答えを持っている」ということです。相手の中にある答えを見つけるために、傾聴スキルや質問スキルを中心としたコミュニケーションツールを駆使します。

スポーツでも良きコーチをつけることで、選手の可能性を大きく伸ばし、成果につながっていることがわかります。私自身も、コーチとしてクライアントを持っていますが、反対にコーチもつけています。

コーチの存在が、どれだけ私の人生の指標になったかはかり知れません。コーチの存在は、仕事や人生においてとても重要です。

人にはそれぞれ目標や夢があります。どんなに小さな目標でも、それを掲げ、それに向かって生きるとき人は輝き成長します。

コーチングは「なりたい自分」と「今の自分」との間にできたギャップを埋める目的がありますが、そのためにはまずギャップの存在を知ることが大切です。

次に、このギャップを埋めるために、コーチは質問したり、助言したり、励ましたり、共感したりしながら「なりたい自分」へ導きます。

ここで大切なポイントは、今の自分がなりたい自分に近づくために、自ら考え気づき、歩き出すということ。コーチがしゃかりきになって引っぱったり、外から無理な力をかけるのではなく、自らが歩き出す「自立」をうながすことが、コーチングの重要なポイントとなるのです。

コーチングのキーワードは「自立」です。ですから、コーチングを活用すると、歯科の現場では、患者さん自身が考え気づき、歩き出す自立した診療が望めるということです。患者さんも、ご自身で考え選択することができるので、歯科医院やスタッフとの信頼関係が深まるのです。

コーチングの反対にあるものがティーチングです。

ティーチングとは、先生が生徒にもの（答え）を教えるような状態です。そこには「上下」「高圧的」「押し付け」の要素が含まれます。

それに対して、コーチングは「対等」「合意」「自主的」要素が含まれます。コーチングのメリットは、医療現場では必要以上にへりくだらず、また高圧的でもない患者さんとの理想的な関係づくりに役立つことです。

ただし、ティーチングが好ましくないわけではありません。コーチングは緊急性のある事態への対応には適していません。コーチングが主体であると、なかなか前にすすまないことがあります。

ですから、時間のかかるリスクがあるとき（トラブル時、治療説明、提案時、新人教育）にはティーチングがたいへん有効です。

2　コーチングとは質問型のコミュニケーション

質問をされることで、人は考え気づき、自分から行動していきます。このプロセスを大切にすることこそが、コーチング本来のあり方です。

他人から「やりなさい！」といわれた行動と、自分から「やってみよう！」「やりたい！」と感じた行動とでは、どちらが質の高いモチベーションにつながるでしょうか？

他人からいわれて「やらなければならない」という気持ちは、ストレスフルモチベーションといい、人が行動するための良質な原動力にはつながりません。心も「快」の状態から遠ざかっていますから、行動を起こしても成果につながりにくいのです。

それに対して、「こうなりたい！」「こうありたい！」という自分の強い意思で突き動かされた行動は、パワフルなものです。喜びのモチベーションが原動力ですから、成果や結果を生みやすいのです。

これがコーチングの持っているパワーなのです。

3 デンタルコーチングとコーチングの違い

コーチングが、いかにパワフルなコミュニケーションツールであるかは、ご理解いただけたでしょうか？

コーチングを歯科医院の現場に導入することで、歯科医院と患者さんの関係はもちろん、先生とスタッフ、スタッフ同士での人間関係づくりにいろいろ役立てることができます。

歯科医院で活かせるコーチングスキルを「デンタルコーチング」と名づけました。私が運営するデンタルスタッフスタディーグループ（ＤＳＳＧ）において、実際に歯科の現場でコーチングを検証することで、重要な発見に至りました。それは、歯科の現場におけるコーチングは、ティーチングとのバランスが重要だということでした。

本来「ティーチング」とは「コーチング」の対極にあるものです。

コーチングを行う際には、ティーチングはタブーとされています。しかし、既成概念にとらわれることなく、コーチングの絶対的ルールを大きく翻すことにより、いわゆる発想転換のおかげで、歯科の現場でしっくりと活かせるコーチングにたどり着くことができたのです。

〔図表13〕 デンタルコーチングとは

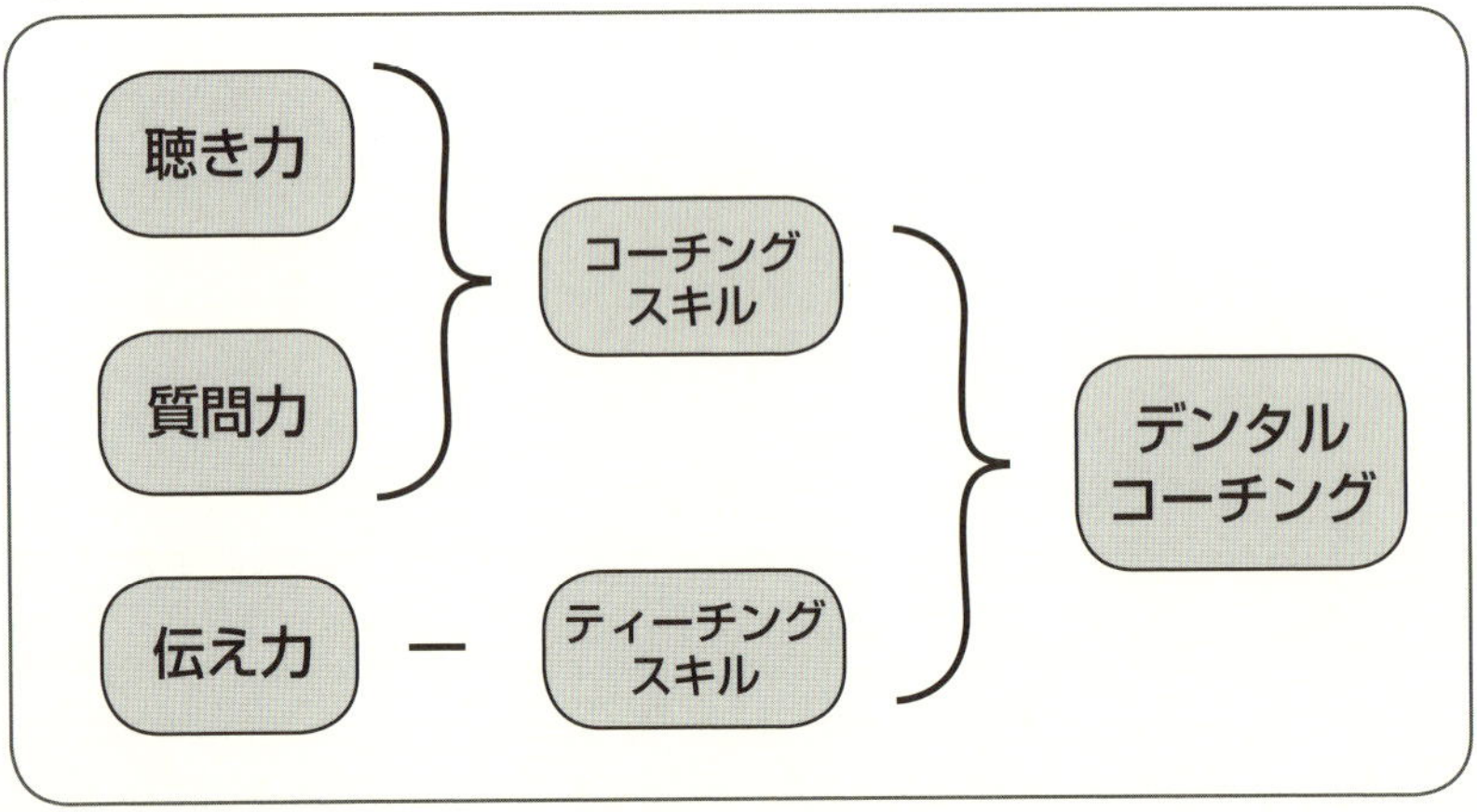

初診カウンセリング時、患者さんとの会話時、診療時など状況に応じて、ティーチング比率が変わります。また、ティーチングを使うことで、「伝え力」の強化も課題となりました（伝え力については後述）。

そのため「聴き力」「質問力」「伝え力」の3つのスキルを柱にすることで、絶大で絶妙なコミュニケーションを作り上げることができたのです。

- **聴き力**……傾聴・共感
- **質問力**……拡大質問・核心・励まし
- **伝え力**……提案・説明・アドバイス・中断

などのデンタルコーチングスキルは、**カウンセリング時や自費診療・予防指導への取り組み時など、患者さんに最良の治療の選択をしていただく際に、大いに活かされます**（質問のスキルは175ページ参照）。

4 患者さんの良きコーチになることで、信頼関係が深まる

ここでは、診療室や受付などの具体的な場面を想定して、患者さんとどんな会話が展開されていくのかを示し、デンタルコーチングのスキルがどう使われていくのかを紹介していきます。

～診療室で（先生と患者さん）～

患者さん「えー抜歯って怖いですね！　なんとか避けられないのでしょうか？」

先　生「田中さん、**顔色もすぐれないし、抜歯に抵抗感があるのですね。**他の医院で抜歯をされて、**何か特別ないやな思いやご経験があるのですか？**」

患者さん「はい……、実はなかなか歯が抜けなくて、2時間もかかったことがトラウマとなって、もう二度と抜歯はいやだと思ってしまって……」

先　生「**それは、おつらかったですね！**　そんな体験をされたら、二度と抜歯したくないと思ってしまいますよね！」

患　者「そうなんです……」

先　生「田中さんにとって、**理想はどんな状態ですか？**」

患　者「なるべく痛みを伴わず、短時間で抜歯してもらえるのが一番なのですが……」
先　生「田中さん、確かにそのときの部位は……（理由を説明）」
患　者「わかりました。今の説明で気が少し楽になりました。抜歯してください」

～受付で（スタッフと患者さん）～

患　者「私、副作用が気になるし、薬は飲みたくないの！」
受　付「田中様は**副作用がご心配なのですね**……」
患　者「前に、胃を悪くしちゃって……」
受　付「そうでしたか。**それはおつらかったですね。**田中様のお気持ちよくわかりました。それでは、**これはご提案なのですが**……（具体的な提案する）……」
患　者「抜歯もしたほうがよさそうね。先生やあなたにお任せしてみます」

太字部がデンタルコーチングスキルです。
マイナス感情の大きな患者さんが、医院のファンになってくださる過程もおわかりいただけたと思います。

5　デンタルコーチングのスキル①「聴き力」を鍛える

コーチングにあたって、欠かせないスキルの一つは「聴き力」です。

まずは「聴」の字を見てください。「聞く」とどう違うのでしょうか？　「聴」という字をよく見てみると、「耳」の他に「目」や「心」が入っています。

私は、耳で聞くことに目と心を＋（プラス）したものが「聴く」だと思っています。話しを目で見たり、心で感じとってみたりします。そのときは、相手の見ている先を見たり、感じたりするのです。自分本位の聴き方から、相手重視の聴き方にシフトするのです。

では、ここで質問です。

あなたは、友達から「ねえ！　聴いて！　私、有給を使ってハワイに行っちゃった〜」と話しかけられました。これを、あなたはどのように聴きますか？　そしてどんな質問を友達に返しますか？

「ハワイか〜いいな〜」「私も行きたかったな〜」「有給なんてうらやましい！」

こんな心の声がありませんか？

友達への質問は「ねえ！　どこのホテルに泊まったの？」「誰と行ったの？」「何かショッ

ピングした？」といった質問をしませんか？

これは、相手に興味を持っているようで、実は興味の方向は自分に向けられています（以下「ステージ1」といいます）。

心の中は、自分がハワイに行ったときの記憶や体験をたどっています。ですから、言葉に出てくる質問も、自分の興味があること・ほしい情報ばかり相手に投げられます。

これが、一般的な聞くスタンスです。

たとえば「この人の考えは間違っている」「そうじゃない」と心の中で相手を批判してしまったり、「早くこの話、終わらないかな～」など、自分の興味のない話になるとこのような心の声が出てきて、相手の言葉をさえぎったり、気がつくと話の主導権が自分に代わっていたり（会話泥棒）しがちです。

これは、興味の矢印が自分に向いているときです。相手と話しているようでも、実際は自分の心と会話をしているのです。

では、コーチの聴き力はどう違うのでしょうか？

相手に興味の矢印を合わせてみるのです（以下「ステージ2」といいます）。自分と同じように、相手にも言葉の奥には心の奥の部分があり、そこには過去の体験・経験・記憶・知識があるのです。

相手の〝心の奥〟へ矢印を合わせるということは、相手のこの部分に自分の興味を向けてみるということです。

今、相手は過去の何を見ているのだろうか？

どんな想いで、この話をしているのだろうか？

相手の心の奥に興味の矢印を向けることで、相手の見ている景色を見たり、相手が感じている想いを感じたりしながら聴くことができます。これが、話を目で見たり心で感じたりする「傾聴」です。

矢印が自分にあるとき、スポットライトは自分に当てています（ステージ1）が、スポットライトを相手に向けるイメージを持つと、矢印を相手に合わせることができます（ステージ2）。

これがコーチの特別な「聴き力」です。またステージ2には、ちょっとしたコツがあります。それは「相手に興味を持つ」「事柄よりも人（気持ち）にフォーカスする」ことです。

すると、どのような質問が出てきますか？

「ハワイに行ってどんな気持ちになったの？」

「ワクワクしてドキドキして、とっても楽しかったんだね。あなたの話からから伝わってくるようだわ！」

「リフレッシュして、また仕事が頑張れそう？」

このような質問に変わってきます。

こうすると相手はどうでしょう？

自分の気持ちを知ってもらい、共感してもらうことで「私のことを理解してくれている」と、あなたに安心と信頼を寄せます。人は、他人から受け入れられたいと思っているからです。


患者さんも同じです。

患者さんを受け入れることで「この人のことが好き！」「大切！」というポジティブな感情が生まれます。次は、患者さんがあなたに興味を持ち、理解しようとしてくださいます。まさに人間関係の絆が生まれる瞬間です。

ステージ2は、人間関係の絆づくりの原点でもあるのです。自分の聴きたいこと（ほしい情報）をちょっと我慢して、相手の気持ちにフォーカスしてみるのがコツです。

コミュニケーションの一番のポイントは〝理解するから理解される〟ということです。多くの場合、まずは自分を理解してほしいという欲求が優先されています。そのため、人間関係にトラブルが多いのかもしれません。理解されるためには、先に相手を理解することがキーになるのです。

ステージ2の聴き力で、相手を理解することから始めてみましょう。ここから、あなたの新しいコミュニケーションが幕を開けます。

6 ステージ2の「聴き力」で患者さんとの関係性がグレードアップする

従来の聴き力はステージ1です。これをステージ2へ変えると、患者さんへの思いや対応が変わります。ちょっと苦手と思っていた患者さんにも、ポジティブな感情が生まれてきます。

ブラッシング指導をしても、なかなかうまく磨いてくださらない患者さんの事例を取り上げますので、ステージ1とステージ2で見方の変化を感じとってください。

【ステージ1のときのあなたの心の声】

「あんなに教えたのに、やらないなんておかしい！」

「他の方はできるのに、できないなんて、この方に問題があるわ！」

と自分の価値観で相手を見てしまい、その結果、このような心の声が出てきてしまいます。

この状態で患者さんと接しても、関係はよくなりません。

【ステージ2のときのあなたの心の声】

「何かお困りのことがあるのかな～？」

「私の伝え方がよくなかったのかしら？」

「どうしたら、しっかり取り組んでいただけるかしら？」

と相手の背景を知り、その人そのものを理解しようというとらえ方に変わります。当然、出てくる言葉も変わり、患者さんにより添った優しい対応になります。結果的に、患者さんの自立診療の近道が見つかることにつながります。

ステージ2を持つことで、「なぜできないのか？」から「どうなりたいのか？」をお聴きできるようになります。これはまさに魔法の質問です。

〝どうなりたいか？〟の具体的なイメージは、頭（脳）への最高のリクエストです。患者さんがまるでポジティブな魔法にかけられたように、自ら行動し、歯科診療へ取り組めるようになります。コーチとは、まさに相手にこのような躍動感あふれるポジティブエンジンを取りつける役割なのです。

よく、デンタルスタッフの方から「見た目が怖い方や偉い肩書をお持ちの方と接するのが苦手……」という声を聞きます。これも「聴く」の矢印が大きく影響しています。

ステージ1でみると「ちょっと怖そう……」「偉い人ってどうも苦手」「私の話なんか聞いてもらえない……」ととらえてしまいますが、ステージ2に変えてみると、「どんな方なのだろう……」「なぜ怒っていらっしゃるのかしら？」「この方のことをよく知ってみたい！」と、相手重視の心の状態に変わります。

ステージ1で「怖そう……」と感じた既成概念をとっぱらい、この方に興味を持って接することで、驚くほど良い人間関係が構築されます。相手を知ろうとするには、先入観や既成概念を捨て、自分の心を真っ白なキャンパスにするイメージを持ってください。

人には空気があります。「いやだな～」「苦手だな～」という想いは、その人の空気となって、相手の方に必ず伝わってしまいます。反対に「どんな方だろう……」と、相手にワクワクしながら興味を持ち、共感することで、その空気はポジティブなものとなって、相手の方に伝わっていきます。

〔図表14〕ステージ2の聴き力のポイント

①自分本位にならない
②先入観を持たない
③途中で口を挟まない（最後まで聴く）
④相手の非言語の情報に敏感になる
（表情・声・雰囲気）
⑤共感する
⑥相手の気持ちに関心を持つ
⑦沈黙を待つ

相手に興味を持てば、自然に質問が出てきます。「相手をもっと知りたい！」と思うのですから当然です。人は、自分に興味を持ってくれる人を受け入れます。自分を好きな人に好感を持つものです。自分を大切にしてくれる人を大切にするものです。

相手を理解すれば、自分が理解されます。与えた分、ちゃんと自分にも与えられるような仕組みになっているのです。

あなたが患者さんを「好き！」「大切！」と思う気持ちこそ、コミュニケーションの最初の一歩となります。

7 聴き力（ステージ2）を使って キャンセル率を下げる

では、ステージ2の聴き力を使って、キャンセル率を下げる例をご紹介します。ぜひ医院でのミーティング時に、この事例をベースに、受付スタッフ役、患者役になって、ロールプレイングを行ってください。患者役を行うことで、患者さんの気持ちがわかります。また、ステージ1とステージ2の違いを体感することも大切です。繰り返しロールプレイングでトレーニングしてみましょう。

【ステージ1の場合（自分の心との会話）】

※（ ）内は心の声です。この心の声も表現しながら、ロールプレイングしてください。

患者さん「申し訳ないけど、今日の予約、キャンセルさせて……」
受　付「（えーまた～困るな～）わかりました。次はいつがいいですか？」
患者さん「ちょっと、今わからないな。手帳見ないと」
受　付「（もう、ちゃんと手帳を用意してから電話してよね！）佐藤様、これでキャンセルが3回目なのですが、治療をお待ちの患者様も多いので、次はなるべくキャンセルをしないでいらしてもらえないですか?」

患者さん「そんなことといったって、ちゃんとこうして電話も入れているし、時間どおりにちゃんと行っても、そちらの都合で待たされることもあるでしょう……」

受　付「(ひらきなおり?)それは申し訳ありませんでした。ただ、当日のキャンセルはちょっと困るんですよね。被せものも間が空くと、うまくセットできなくなるので、あまり間を空けずに予約を取ってくださいね」

患者さん「じゃあ、明日は?」

受　付「(もう!ダメに決まっているじゃない!)えっ!　明日はダメですよ!　来週の月曜日まで予約がいっぱいです。当医院は、1週間後でもなかなか予約が入らないんです」

患者さん「なんか融通が利かないな……」

【ステージ2の場合（相手の心との会話）】

患者さん「申し訳ないけど、今日の予約、キャンセルさせて……」

受　付「佐藤様、こんにちは。最近、お仕事がお忙しいのでしょうか?　前回も急なお仕事でしたものね?　お忙しくて、お身体など大丈夫ですか?　(佐藤様、本当に大変そう……大丈夫かな～？　心配……）」

患者さん「ありがとうございます。それに、いつも迷惑かけちゃってすみません。ここのところずっと残業が続いていて、疲れ果ててしまって……。治療どころではなくなってきちゃって……」

受　付「さようでしたか。それは大変でしたね！　確かにそのような状態では通院するのは厳しいですよね。ただ……、佐藤様の今の状態のまま間を置かれると、改善したところもまた元に戻ってしまうこともありますし、なんとか治療を一段落させて、お仕事に集中できる環境にできたらいいですよね」

患者さん「そうなんですよね～、実はすごく気になっていたんですよ」

受　付「それでしたら、私ももっとお声かけをすればよかったですね！　佐藤様はどのような診療のシステムですと、通院できそうですか？　もしよかったらお聞かせいただけませんか？」

患者さん「そうね、突然仕事が空くことがあるから、その時に診てもらえると助かりますね！」

受　付「そのようなご状況だったのですね！　それでは、時間が空いたときに、まずご一報いただけますでしょうか？　患者様がいっぱいで拝見できないときもございますが、少しお待ちいただければ可能なときもございます。こちらでも、予約の空き状態を佐藤様の携帯にご連絡したり、メールでお知らせしたりいたしましょうか？　佐藤様のお仕事が落ち着くまで、そのように治療をすすめてみるのはいかがでしょうか？」

患者さん「うわ～、ありがとうございます。それならできそう！　とても助かります。頑張って通院して早く治しちゃわないとね！」

受　付「はい。佐藤様が早くその日を迎えられますよう応援いたします！　でも、治療が終わっても、しっかりと定期的にメインテナンスにはいらしてくださいね!!」

患者さん「もちろん！　こんなに自分の気持ちをわかってくれる心地よいクリニックは他にはないですから！　一生お世話になります！」

受　付「ありがとうございます。そうおっしゃっていただけると、私もとてもうれしいです。私も佐藤様を一生懸命サポートさせていただきます。一緒に頑張ってまいりましょう」

ステージ１からステージ２へレベルアップしたことで、患者さんのお困りの点や具体的なご要望が見えました。

受付スタッフは、患者さんの気持ちを引き出し、患者さんのバックグラウンドを知り、共感しています。

〔図表15〕 受付役・患者役の注意点

①受付役（ステージ2のとき）

・患者さんの気持ちを感じる
・先入観を持たず、最後までしっかり患者さんの言葉を聞く
・共感ワールドをつくる
・笑顔で優しく話しかける
・ていねいな言葉づかいをする
・心配するときの表情（顔・声・ペース）を意識する
・パワフルなときの表情（顔・声・ペース）を意識する

②患者役

・ステージ1のときには、わがままな患者さんを演じる
・ステージ2のときには、受付の対応をしっかり受け止め、自分の心の変化を感じる

そして、患者さんの理想の状態と、現状とのギャップを埋めるための具体的な提案をしています。最後には、心からの励ましと力強い応援を伝えています。

これがコーチの姿です。

患者さんは、受付スタッフを信頼し、ファンに変わってくれただけでなく、生涯にわたりこのクリニックとお付き合いしたいと、医院やスタッフとの絆を深めることになります。

※なお、ロールプレイングをするにあたっては、受付・患者さんの気持ちを感じながら、それぞれの役になりきることが大切です。患者役・スタッフ役を交代で行うと、より実感が出てきます。

8 「共感ワールド」でさらに「聴き力」を磨こう

人は、誰でも相手に認められたいと思っています。また、相手に理解され、認められたとき、自分は大切にされているという自己重要感が満たされます。

共感のスキルとは「あなたを認めていますよ！」「理解していますよ！」という気持ちを、形で表現することです。この共感スキルを使うと、患者さんは話を聴いてもらうだけでたいへん心地よくなり、思わずあなたのファンになってしまいます。「自分の話を一番よく聴いてくれる歯医者さん！」というポジショニングも築けます。

次のような共感のスキルを、要所要所で使うと、効果てきめんです。

①うなずき・あいづち……好きな音楽を聴くときに、自然に体を音楽に合わせて動かしていませんか？　リズムを取りながら音楽を聴きますね。話も同じように、相手の話のリズムに合わせて体を動かして聴いてみてください。

「うん、うん」とうなずきながら、心の中で言葉を刻みます。そして、適宜あいづちを打ってください。相手の話のところどころに「はい、はい」「そうですね！」「それで……」と短い言葉を挟むのです。あいづちも、相手の話すリズムに合わせて行ってください。

②アイコンタクト……日本人の気質として、アイコンタクトが苦手な人が多いようです。奥ゆかしさが美徳のような文化を育んできていますから、相手に目と目を合せるのが「恥ずかしい！」という感覚をもっていて、その感覚が、どうしても抜け切らないのです。

しかし、あなたが一生懸命話しているときに、もし相手がそっぽを向いていたらどう思いますか？　軽視されているように感じるのではないでしょうか。相手の目を見て話を聴く——アイコンタクトをしっかり取るだけで、あなたの印象は大きく変わるのです。

③オウム返し……相手の話の中で「重要だな！」「キーワードだな！」と思う言葉を、さりげなく繰り返してみるスキルです。

「痛くてつらかった～」には「おつらかったのですね！」と、相手の大事にしている感情の部分を繰り返して伝えると、相手は共感してくれていることを感じて、気持ちがとても満たされます。

④ペーシング……患者さんが緊張せずに「この人なら、安心して何でも話せる！」と思ってもらえるような信頼関係をつくり出すためには、相手の歩調・波長に合わせ、同調することに集中します。これがペーシングです。相手の声の大きさ、話すスピード、感情になるべく合わせるように、相手に添うイメージで行います。

患者さん「あー早くきれいな歯並びになりたいわ～」

あ な た「早くきれいな歯並びになりたいのですね！」(同じトーンで)

9 デンタルコーチングのスキル②　コーチに必要な「伝え力」

一般のコーチングとデンタルコーチングとの大きな違いは、ティーチングスキルを用いるか用いないかです。それは歯科の現場では、情報をお伝えすることが多いからです。同じことを伝えるにも、相手がキャッチしやすい伝え方があります。その伝え力を鍛えるには、ストロークやI（アイ）メッセージ、表現力、言葉づかいなど、課題が盛りだくさんです。

まずは、皆さんが取り組みやすい習慣術をご紹介します。それは、皆さんの「言葉」を変えることです。良い言葉を常に選択するという習慣です。

それは「いつも肯定的な言葉を選ぶ」ということです。今すぐにできる習慣で、とてもシンプルなうえに、効果は抜群です。

言葉には驚くようなパワーがあります。言葉は感情を付帯させるからです。良い言葉が良い人生をつくるといってもいいでしょう。良い言葉は、心と体を「快」の状態にします。「快」の状態とは、ウキウキワクワク、まさに心が躍り出すような状態をいいます。

たとえば、あなたが意中の人から告白されたらどんな気持ちになりますか？

昨日まで見ていた景色が変わって見えるはずです。人生が、急にバラ色になったような感情が芽生えます。いつも以上に、人に優しくなれますし、人を許す気持ちも大きくなります。これが「快」の状態です。「快」の状態で行う仕事はパワフルで、輝きをつくります。しかもこの「快」の状態は、自分自身でコントロールしてつくり出すことができます。

言葉の習慣もそうです。いつもの否定的な言葉を肯定的な言葉に変えてみるのです。

☆「あ〜あ！　疲れた」　↓　「一生懸命働いた〜！」
☆「やばい！　失敗しちゃった」　↓　「失敗は成功のはじまり！」
☆「どうせ私なんか……」　↓　「私にはできる！」
☆「あの患者さん苦手！」　↓　「ワクワク！　ドキドキ！」
☆「やれるかな……」　↓　「やる！」

肯定的な良い言葉を使うことで、ポジティブな感情が付帯し、その結果、豊かな優しい表情まで導きます。人の印象とは、顔と声の部分が93％を占めています（メラビアンの法則）話の内容はすぐに忘れてしまっても、顔や声の印象は4年間残るといわれるほどです。

言葉は、豊かな感情や表情まで導き出す力を秘めているのです。しかも、言葉を選ぶのは自分です。とてもシンプルな習慣です。自分がやるかやらないかだけですから。

では、ここでコーチからの質問です。

言葉を変える習慣を、あなたはやりますか？　やりませんか？

10 表現力は「伝え力」をパワーアップする

1　「ありがとう」にＩメッセージをプラス

「ありがとう」の感謝の気持ちを、患者さんに真顔で伝えるより、笑顔で頭を下げて「○○さん、ありがとうございます」というほうが、感謝の気持ちが伝わります。

さらに「ありがとうございます。私とってもうれしいです！」とＩ（アイ）メッセージをプラスして伝えたら、上級レベルです。感謝の気持ちは同じでも、表現のしかたによって、相手への伝わり方が変わってくるのです。

すべての患者さんに画一的な言葉かけでは、患者さんの心には響きません。むしろ事務的で冷たい印象になってしまいます。

では、以下のケースのとき、「どうぞお大事になさってください」を、さらに豊かな表現力を付加させて伝えてみてください。

①ホワイトニングを行った日

　↓「すてき！　きれいになりましたよ！」

②長年のブラケットが外れた日

↓「本当におめでとうございます！　よく頑張りましたね！」

「私たちも、今日この日が迎えられてとてもうれしいです」

③楽しみにしていた義歯がセットされた日

↓「うわ～お似合いです。本当によかったあ♪　素敵ですよ♪」

患者さんが抱くワクワクした感情や喜びを同じように共感し、それを言葉で表現してみてください。

2　プロは外見にこだわる

人をリードするコーチは、人から信頼されなければなりません。とりわけ患者さんからの信頼は、ほとんどの場合、外見から判断されます。

それも一瞬のうちにです。ですから、外見から「信頼」を伝えることも、「伝え力」の視点からきわめて重要です。

あなたは飛行機に乗るとき、航空会社に何を預けますか？

あなたは、銀行に何を預けますか？

あなたは休日の旅行で、一流ホテルに何を預けますか？

航空会社には大事な命を、銀行には大切なお金を、一流ホテルには大切な時間を預けます。では、なぜ私たちは、そんな大事なものを他人に預けられるのでしょうか？

それは、その組織のフロントにいる人が信頼できるからです。信頼できるかどうかを、どこで判断しますか？

フロントマンの外見で判断しています。彼ら（彼女ら）の身だしなみ・服装・立ち居振る舞い・表情・言動を見て、「この人なら！」と安心と信頼を寄せるのです。判断材料はすべて外見です。

では、歯科医院では何を預かるのでしょうか？

〝健康〟〝幸せ〟〝未来〟などでしょう。そんな大事なものを預かる私たちは、はたして患者さんに外見で「信頼」を伝えられているでしょうか？

男性の先生方は、優しさと威厳と清潔感を同時に表現しなければなりません。無精ひげ、汚れた白衣、くしゃくしゃのヘアスタイルでは信頼は生まれません。

女性スタッフは、女性らしいメイクや立ち居振る舞い、優しい表情、物腰柔らかで品格のある言葉づかい、話しかけやすいオーラ……これらのすべてのスイッチがＯＮになっていますか？

とくに歯科医院でのメイクは、地味すぎず華美すぎず、患者さんに好印象を与えるものでなければなりません。

「また会いたくなる人」を表現してください。

11 デンタルコーチングのスキル③
「質問力」はトレーニングで身につく

コーチングは、質問型のコミュニケーションです。「質問」というのは、私たちが思う以上にパワフルです。

たとえば「この袋に大好きなリンゴが入っているの！　見て！」というのと、「この袋の中に私の大好きなものが入っているの！　なんだと思う?」と質問するのでは、どちらのほうが袋の中に興味を持つでしょうか?

圧倒的に質問をしたほうが、人は興味を持つのです。それは質問をすることで、頭（脳）が刺激やリクエストを受け、それに答えようと活動するからです。これが「考える」という動きです。考えている最中に出てきた言葉で、眠っていた記憶（潜在意識）がよみがえったり、新しい発想が生まれたり、答えが見つかったりします。

こうしたパワーのある質問力を鍛えるには、トレーニングしかありません。

そこで、数多くある質問のスキルの中から、歯科の現場で活躍できるスキルを絞ってご紹介しますので、患者さんとの会話やカウンセリング時にぜひご活用ください（図表16参照）。

〔図表 16〕 カウンセリング時に活用できる質問の効果とそのスキル

【質問の効果】

①視点を変える ②アイデアを出させる ③モチベーションをつくる
④気づきや発見、問題意識を知る ⑤考えを整理する ⑥目標・目的を見つける
⑦意思決定できる

【質問のスキルと質問例】

核　心	患者さんにとって本当に大切なことに焦点を絞る。ひと言で答えられるような質問をする。	「歯科診療に何を一番求めているかひと言で表してみてください」
拡大質問	患者さんが、YES、NO ではなく自由に答えられる質問をする。それによって明確な目標を引き出す。	「治療が終わった後に、どんなふうになっていたいですか？」 「そのために、何から始めましょうか？」
確　認	患者さんの目標達成のために、自ら設定した項目について、コミットメントしあう。	「スタートはどこに設定してみますか？」「いつまでに達成したいと思いますか？予定を組んでいきましょう！」
反　映	相手のエネルギーを見えたまま伝える。感じたこと、患者さんが言葉にしていない何かを伝えること	「顔色が悪いようですがご気分はいかがですか？」 「何かいいことあったのですか！」 「お時間大丈夫ですか？」
視点変換	「こうだったとしたら？」と逆転の発想を提案してみる。それによって違う視点が生まれ、本来の価値や目的が見つかる。	「もし思ったよりも治療に時間がかからなかったらどうですか？」 「口に手を当てずに、笑えるようになったらどうですか？」

【デンタルコーチングを効果的にするスキルとその例】

中　断	歯科の現場は、限られた時間の中で動いているため、話が本筋からそれたり、だらだら話し続けたりした場合に中断する。	「話しを、○○○（本題）に戻しましょうか！」 「あと３分ほどで、まとめていきましょう！」
励まし	患者さんが本来の力を出し切れない・迷い悩んでいるときに、コーチは患者さんの未来に焦点を当て、可能性を信じて励ます。	「大丈夫！きっとできますよ！」 「私がいつもより添い応援しています」 「もう少しでゴールですよ」

12 カウンセリングにデンタルコーチングを導入する

初診時・自費診療時・予防治療時に、カウンセリングを導入しているクリニックが多くなりました。このカウンセリング時こそ、デンタルコーチングをフル活用し、患者さんからの信頼を深め、絆を強めるチャンスです。

カウンセリングで大切なことは「いかに話すか」よりも「いかに話させるか」です。患者さんの想いやお気持ちを、どれだけ聴くことができるかがポイントになります。デンタルコーチングで学んだ聴き力ステージ2と質問力が試されるときです。

カウンセリング（初診時）の基本的な流れは次のとおりです。

①患者さんの今の想い（主訴）、悩みを聴く→このとき、患者さんは痛みや苦痛を伴っている場合が多いので、とくに患者さんの感情をお聴きして（聴き力ステージ2）、共感ワールド（共感スキル）をつくることが大切です。

②患者さんの価値観を知る→この方が大事になさっているものは何か？　機能性・見た目・将来の健康・時間・経済……などを知ることで、提案の方法を検討します。ここでは核心のスキルを使います。

③患者さんの希望・理想を聴く↓拡大質問スキルを使います。YESかNOの回答ではなく、患者さんの将来に焦点を当てながら、患者さんにリアルなイメージを抱いてもらう質問を用意します。

④アドバイスや提案を行う↓専門的なティーチングを使います。わかりやすい言葉を選んで伝えることが大切。ここで、患者さんにポジティブな感情を抱いていただくために、日頃から肯定的な良い言葉を選んで使う習慣が活かされてくるのです。

⑤自院の理念や治療方針を伝える↓ティーチングを使います。誰が伝えても同じ想いが伝わるように、パンフレットやマニュアル作成が必要です。

⑥コミットメントを行う↓確認のスキルを使います。互いの約束はとても大切です。

そろそろデンタルコーチングの仕上げにかかっていきます。カウンセリングでちょっぴり困るケースを、典型的な例でご紹介します。ただただ「うん、うん」と聞いていて、最後にはすべて拒絶なさるタイプの患者さんの例です。

〔事例〕予防への取り組みをご案内し、患者さんからお断りされるケースを、デンタルコーチングを導入し成立させる。

(1)　デンタルコーチングを導入しない場合

受　付「古海様はこれでひととおりの診療が終わりました。以前からご説明しているメインテナンス治療について、再度ご説明します」
患者さん「はい」
受　付「（再度説明）」
患者さん「はい」
受　付「将来にわたって、より健康で幸せな人生を送るためにも、メインテナンスは大変重要で……」
患者さん「はい」
受　付「それでは、次回からメインテナンスで予防をスタートいたしますね！」
患者さん「それは結構です。必要ありませんから！」
スタッフが、一生懸命メインテナンスの必要性を説明しても、うわの空の返事です。最後には、すべて拒否。まさにコミュニケーションがとれていない困ったケースです。

(2)　デンタルコーチングを導入した場合

このカウンセリングに、デンタルコーチングを導入してみます。
受　付「古海様は、これでひととおりの診療が終わりました。以前からご説明しているメインテナンス治療について、再度ご説明します。その前に、古海様が今不安なことや、私たちに質問をなさりたいことはございませんか？」
患者さん「ん～ん。別に……」

受　付「（患者さんの様子を見ながら……）もしよろしかったら、何でも遠慮なく率直なご意見をお聞かせいただけませんか？　カウンセリングでは、守秘義務がございますので、どうぞご安心なさってお話しください」

患者さん「あのね……、私とても仕事が忙しくて、歯医者さんの通院どころじゃないんだよ。とりあえず痛いところの治療も終わったのだし、一刻も早く職場に戻りたいんだ！」

受　付「そうだったのですね！　そのようにお忙しかったのに、お引き留めして申し訳ありませんでした。古海様、あと5分だけお時間をいただけませんか？」

患者さん「5分くらいならいいよ」

受　付「ありがとうございます。古海様、大切なお仕事に集中していただくためにも、このまま痛いところだけを治療して終わるのは、同じようなお痛みを繰り返すケースもあります。お痛みの本当の原因を知るためにも、歯周精密検査などを行うメインテナンス治療が、古海様には最良の方法だと思い、ご提案させていただきたいのです。このままの状態ですと、結果的には古海様の大切なお時間を、たくさん使ってしまうことになりかねません。

それを避け、お仕事に集中していただくためにも、今後の定期的なメインテナンス治療をご検討になりませんか？　私も古海様のお役に立ちたいと思っています！」

患者さん「ありがとう！　そうなんだ！　初めて知ったよ。痛いところを局所的に治療するだけじゃダメなんだね！　どうも昔の治療のイメージしかなくて！　いままであなたの話に耳も貸さなくて悪かったね。そんなに大事に思ってくれたあなたの気持ちがうれしいな～」

このケースは、デンタルコーチングによってコミュニケーションが成立した例です。今一度、コーチの視点で検証していきましょう。

(3)　デンタルコーチングの効果を検証する

①**聴き力を活用**……レベル2を使い、患者さんの微妙な表情や感情をキャッチする

②**核心のスキル**……「もしよろしければ」「遠慮なく率直な」という言葉を使って、患者さんの核心に触れる

③**共感のスキル**……患者さんの気持ちにより添い、共感していることと守秘義務を示し、安心と信頼を得る

④**伝達力（ティーチング）のスキル**……より的確な提案、問題点の改善案を伝え、患者さん重視の気持ちを伝える

⑤**表現力のスキル**……I（アイ）メッセージを使うことで、「人」と「人」の心のキャッチボールとなり、患者さんの心が突き動かされる

聴き力ステージ2で患者さんがうわの空で返事をしている状態を感じ、その原因を質問のスキルの「核心」を使うことで、患者さんから「仕事」「時間」というキーワードを聴き出しました。このキーワードが取得できれば、問題解決につながる提案のティーチングに移れます。その結果、最良の治療（メインテナンス）の選択を成立させています。

「結構です！」とお断りされたら、ここから質問や提案は導入しづらくなります。お断りには、必ずお断りの理由があるはず。まずは患者さんの理由を把握します。たとえその場で解決できない理由でも、今後のクリニックの運営には役立つ情報となります。

「結構です」という赤信号を出される前に、注意信号をキャッチすること。それには、聴き力ステージ2での感度が大切です。時には、患者さんの懐に飛び込む気持ちで、本気で対応すること。同じ人間なのですから、私たちの「本気」は相手に伝わります。理論や理屈だけでは人は動きません。人の心を動かすのは「人の心」でしかないのです。

聴き力と質問力と伝え力で事例のようなケースを乗り越えてください。患者さんにとっても、最良の治療の選択ができることが、人生の幸せにつながるのです。

デンタルコーチングは、患者さんに最良の治療をコーチすることが目的ですが、それだけではありません。患者さんが目標達成までのプロセスを楽しめるよう、パワフルでポジティブなエンジンを搭載させ、モチベーションを維持しながら応援・サポートし続けることが、私たちコーチの役割です。

13 コーチの資質：患者さんの幸せを願える人

コーチをひと言であらわすと「愛」だと思うのです。

患者さんの幸せを心から願うことのできる想い——それは「愛」そのものです。患者さんの本当の幸せを、心から願える人でなければなりません。

コーチは人の発展にかかわる仕事です。単なる情報提供にもとづいた仕事ではないからです。だからこそ、真の愛情や真の思いやりが求められます。

私たち医療従事者は「内面的価値」を高める努力をし続けることが使命です。内面的価値は、努力すればするほど際限なく積み上げていくことができるものです。その結果、自分ブランドがつくられます。オリジナリティあふれるご自身らしいコーチです。

そして、コーチは〝きらめき〟を持ち、人を、生きることに夢中にさせる人でなければならないのです。生きることそのものを楽しみ、輝かせ、夢中にさせるのです。そのためにも、コーチは輝いていなければなりません。ダイヤモンドを磨けるのはダイヤモンドでしかないように、人は人でのみ磨かれるものです。

自分自身をもっともっと輝かすために、人という海の中に飛び込んでみてください。それが皆さんのメンタルマッスルを鍛え、人としてのオーラをつくります。

オーラとはその人の存在感です。存在感のある魅力的な人に、人は理由もなく惹かれるものです。患者さんもそんなあなたに、心から惹かれファンになるのです。


この章で紹介したデンタルコーチをぜひスタッフへお伝えください。そして「デンタルコーチ」として活躍の舞台を広げていただきたいと思います。

「デンタルコーチ」の人間力を支える一番大切なことを最後にお伝えします。

それは**「大切なものは表に出ない」**ということです。

人生を木に例えてみます。一番大切な部分は木の根っこです。

この部分は人でいうと「モノの見方・考え方・とらえ方」です。私は、人の能力の差はこの部分の差であると思っています。どんなにきれいに着飾っても、スキルやテクニックを手に入れても、根っこがしっかりしていなければ薄っぺらで、それは偽物です。

また、とかく人は結果や成果に着目しますが、これはすべての結果の「実」の部分です。この順番を飛び越えることはできません。大事なものが見えないところでちゃんと育ち、根っこが強くなり、初めて立派な木となるのです。

優しさや思いやりは、目で見ることができません。見えないものをちゃんと大切にできる人、相手の見えないものをちゃんと見ようとするデンタルコーチであっていただきたい、と強く願っています。

根っこをより強く育てるのは「感謝」の気持ちです。感謝の気持ちこそが、強靭な根っことなります。

全国の歯科医院の数は約7万軒。今、目の前の患者さんは7万分の1の奇跡で来院してくださった方です。常に、感謝の気持ちでお迎えしていただきたいものです。

デンタルコーチングは、実際に体感しトレーニングすることで、現場で活きたスキルとして活用できます。本書にあげた事例では、十分カバーできないケースがたくさんあります。

弊社では、デンタルコーチングトレーニング研修を行っております（質問力・聴き力・伝え力の各種研修・出張セミナー実施中）。この3つの力は、カウンセリング、自費診療、予防など、患者さんの最良の治療をコーチしていくのに役立ちます。ぜひ院長先生・スタッフの皆さんでご参加ください。

また、この本の読者限定で、デンタルコーチングセミナーのオリジナルダイジェストDVDをプレゼントしています。詳しくは奥付の弊社ホームページ（オフィスウエーブ／検索）をご覧ください。出逢いに心から感謝いたします。

第6章

院長が表現者になりファンとの絆をさらに強くする

1 経営者＝表現者であれ

ご紹介してきた取り組みを実践して、多くのファン患者さんを育てることができた「トップ1％歯科医院倶楽部」会員歯科医院の皆さんが、歯科医院のファン患者さんたちとの信頼をさらに強くしている取り組みについて、最後にご紹介します。

それは「表現する」「表現者になる」という取り組みです。

「経営者＝表現者」という言葉をご存知でしょうか？

私は、自社の経営はもちろん、会員の皆さんの歯科医院経営でも、この言葉を大切にしてサポートしています。この言葉の意味するところは、経営者は「周りの人（消費者・国民）」「自社のお客様」「自社の従業員」に対して、さまざまなことを「表現すること」が重要な仕事のひとつだということです。

このことを「歯科医院」の経営者（院長）として考えると、次のようになります。

①周りの人（地域の人やまだ来院されていない人）に表現すること……「歯科医院のこと」「先生やスタッフのこと」「歯科医療のこと」や「歯科医院の想い」「先生の想い」「スタッフの想い」などを周りの人たちに表現することです。

②患者さん（来院中、これまでに来院された、紹介してくれた患者さんなど）に表現すること……「歯科医院のこと」「先生やスタッフのこと」「歯科医療のこと」や「歯科医院の想い」「先生の想い」「スタッフの想い」などを患者さんに表現することです。

③スタッフに表現すること……「歯科医院のこと」「先生のこと」「歯科医院のコンセプト」「歯科医院の現状や方向性」「歯科医師としての考え」「治療に対しての考え」「スタッフへの想い」「患者さんへの想い」などをスタッフに表現することです。

先生方はいかがですか。歯科医院の院長（経営者）として、これらのことを、これらの人たちに表現していましたか？

想いは「言行（言葉・行動）化」すると伝わる――言葉や文字で表現しないと伝わらないことはたくさんあります。とくに「想い」は、どんなに先生が強く想っていても、言葉・行動・物事という形にして表現しないと伝わりません。「ありがとう」という感謝の想いも、「ありがとう」という言葉や、手紙を書くという行動、贈り物という物事で表現すると、相手に伝わるということです。

「経営者＝表現者」――さまざまなことを「周りの人」「患者さん」「スタッフ」に表現することが、「歯科医院を成長させるため」「患者さんや地域の人たちに貢献するため」「スタッフへの貢献や感謝、成長の支援のため」に、院長としての重要な仕事のひとつであり、歯科医院のファン患者さんたちとの信頼をさらに強めることにつながります。

2 「ジョハリの窓」で信頼を見える化する

第1章の2「紹介体質の歯科医院への体質改善プログラム」を実践した後、プログラム①：患者さんからの「紹介の言葉」を集め、患者さんが紹介した理由＝患者さんが歯科医院を信頼しているところ（20ページ参照）を把握された後に、ぜひお読みいただきたいと思って、書き加えました。

はじめに皆さんに質問です。

Q：患者さんが「信頼してくれているところ（紹介した理由）」は知っていることが多かったですか？　知らないことが多かったですか？

いかがですか？　知らなかったことがほとんどだったのではないでしょうか？

患者さんに、この質問を入れたアンケートを実施したことがある先生以外は、「紹介で来院された患者さんに、紹介者から歯科医院を〝どのような言葉〟で紹介してもらったかを聴く」取り組みを行わない限り、知ることができないことなのです。

ここで、第4章の1「院内の良い雰囲気づくりで信頼・絆を強くする」の中の、スタッフの仕事の見える化ミーティングで紹介した「ジョハリの窓」を思い出して、この「ジョハリの窓」に、紹介で来院された患者さんに聴いて集まった「患者さんが信頼してくれているところ（患者さんが紹介した理由）」をあてはめてみてください（図表8参照）。

「自分」のところを歯科医院（先生・スタッフ）、「他人」のところを患者さんとして考えると、そのほとんどが「患者さんは知っているけど、歯科医院（先生・スタッフ）は知らない(B)のゾーン」に当てはまったのではないでしょうか。

そして、「患者さんに聴く」ことで(B)のゾーンから、「患者さんも歯科医院（先生・スタッフ）も知っていること(A)のゾーン」に移っていったと思います。

「患者さんが信頼してくれているところ（患者さんが紹介した理由）」に関しては、紹介で来院された患者さんに、紹介者（患者さん）から歯科医院を〝どのような言葉〟で紹介してもらったかを聴く取り組みを行う前は、(A)のゾーンが小さく、(B)のゾーンがとても大きいという状態でしたが、取り組みを行った後では、(B)のゾーンが小さくなり(A)のゾーンがとても大きくなったのです。

それでは、皆さんにもう一度質問です。

Q：歯科医院を紹介してくれている患者さんは、自分が歯科医院を信頼してくれているところ（紹介した理由）を、他の患者さんたちも信頼しているかどうかを知っているでしょうか？　知らないでしょうか？

Q：歯科医院を紹介してくれている患者さんは、自分が信頼している（紹介している）歯科医院を、他の患者さんたちが紹介しているかどうかを知っているでしょうか？　知らないでしょうか？

Q：歯科医院を紹介してくれている患者さんは、他の患者さんたちが自分の信頼している（紹介している）歯科医院のどんなところを信頼している（どんな理由で紹介している）かを、知っているでしょうか？　知らないでしょうか？

Q：歯科医院のファン患者さんは、自分の他にも歯科医院のファン患者さんがいるかどうかを知っているでしょうか？　知らないでしょうか？

Q：歯科医院のファン患者さんは、他の患者さんたちが自分がファンの歯科医院のどんなところを信頼しているかを、知っているでしょうか？　知らないでしょうか？

いかがですか？　知らない患者さんがほとんどではないでしょうか？

歯科医院を紹介してくれている患者さんも「自分が歯科医院を紹介していること」「自分が信頼している（紹介している）ところ」は知っていますが、他の患者さんが「歯科医院を紹介していること」「信頼している（紹介している）ところ」は、歯科医院が教えてあげない限り知ることはできません。

患者さんに聴くことで(B)のゾーンから(A)のゾーンになった「患者さんが信頼してくれているところ（患者さんが紹介した理由）」も、その患者さん以外の患者さんからすると、「歯科医院（先生・スタッフ）は知っているけど、患者さんは知らないⒸのゾーン」にあてはまります。歯科医院が「患者さんに伝える」ことで、ⒸのゾーンからⒶのゾーンに移って「歯科医院（先生・スタッフ）も患者さんも知っているⒶのゾーン」になるということです。歯科医院のファン患者さんについても同様です。

この患者さんが信頼してくれているところ（患者さんが紹介した理由）を歯科医院が、紹介者さんやファン患者さんに「伝える」取り組みを行うことで、Ⓒのゾーンを小さくして、歯科医院（先生・スタッフ）も紹介してくれる患者さんや歯科医院のファン患者さんも知っているⒶのゾーンを大きくすることができます。

これが「患者さんが信頼してくれているところ」を患者さんに表現する**「信頼の見える化」**です。「信頼の見える化」で**「歯科医院と歯科医院のファン患者さんとの共感ゾーン」**を大きくすることができ、歯科医院のファン患者さんたちとの信頼をさらに強くすることにつながります。

「信頼の見える化」で、歯科医院のファン患者さんや歯科医院を紹介してくれている患者さんは、

・自分が紹介している歯科医院を、紹介している人が他にもたくさんいること
・自分が信頼している歯科医院を、信頼している人が他にもたくさんいること
・自分が信頼しているところを、信頼している人が他にもたくさんいること

・自分が信頼している歯科医院が、他の患者さんに信頼されているところを知ることができます。それが歯科医院のファン患者さんや歯科医院を紹介してくれている患者さんの安心や信頼につながるのです。

これと同じことは「経営者＝表現者」のところでお伝えした「歯科医院のこと」「先生のこと」「スタッフのこと」「歯科医療のこと」や「歯科医院の想い」「先生の想い」「スタッフの想い」など、すべてのことに当てはまります。経営者（院長）が表現しないと(C)のゾーンになり、表現することで(A)ゾーンになり、「歯科医院と患者さんや周りの人との共感ゾーン」が大きくなり、安心や信頼につながります。

スタッフについても同様です。

自分のところを「経営者（院長）」、他人のところを「スタッフ」として考えると、「歯科医院のこと」「先生のこと」「歯科医院のコンセプト」「歯科医院の現状」「歯科医院の方向性」「歯科医師としての考え」「治療に対しての考え」「先生のスタッフへの想い」「患者さんへの想い」などを、経営者（院長）が表現しないと(C)ゾーンで、わからないために誤解が生まれたり、不安になったりします。

院長がそれらを表現することで(A)ゾーンが広がり、「経営者（院長）とスタッフとの共感ゾーン」が大きくなり、安心や信頼につながります。

経営者（院長）と周りの人・患者さん・スタッフとの間にあるさまざまなことを、「ジョハリの窓」にあてはめて考えてみてください。周りの人・患者さん・スタッフに「聴く」ことで、自分では知らなかったこと気づいていなかった事実が発見でき、(B)のゾーンから(A)のゾーンに移り、周りの人・患者さん・スタッフとの共感ゾーンである(A)を大きくすることができます。

また、さまざまなことを周りの人・患者さん・スタッフに「表現する」ことで、周りの人・患者さん・スタッフは知らなかったことに気づき、(C)のゾーンから(A)のゾーンに移り、周りの人・患者さん・スタッフとの共感ゾーンである(A)を大きくすることができます。それが「経営者（院長）」や「歯科医院」への安心や信頼につながります。

つまり、経営者（院長）が「表現する」ことで「共感ゾーン(A)」を大きくすることが信頼につながり、歯科医院の共感者・ファンをつくるということです。

歯科医院と歯科医院のファン患者さんとの関係も同様です。「表現する」ことで「歯科医院と歯科医院のファン患者さんとの共感ゾーン」を大きくすることが、「信頼をさらに強くする」ことにつながります。

3 信頼は時間の上につくられる

“信頼は時間の上につくられる”――この言葉は、もう10年以上も前に聞いた言葉ですが、それ以来、この言葉を信じて仕事を続けています。**「信頼は一瞬でできるものではなく、時間をかけて育てるもの」**という意味が込められた言葉と解しています。

「トップ1％歯科医院倶楽部」会員の経営サポートにあたっても、この言葉を大切にして対応して、今では、**信頼を育て、絆を強くすることができる**、本書のテーマでもある**歯科医院のファンをつくることができる**――ことを確信するようになりました。

それは、本書でもご紹介した会員歯科医院の「紹介体質の歯科医院づくり」や「共感者（ファン）来院型の歯科医院づくり」のサポートを通じて、会員の皆さんが実感させてくださったからです。

大勢のファンを前にしたミュージシャンは、ライブのステージで、楽しそうに歌い踊って、最高のパフォーマンスで魅せてくれます。

大勢のファンに囲まれたプロ野球選手は、スタジアムで躍動感あふれるプレー、最高のパフォーマンスで魅せてくれます。

大勢のファンが来店するレストランでは、フロアスタッフが楽しそうに、笑顔でサービスを提供しています。料理スタッフも、美味しい最高の料理を提供してくれます。

すべての人や企業は、ファンに支えられています。ファンの存在は、最高のパフォーマンスを発揮させてくれます。

それは歯科医院も同じです。歯科医院のファン患者さんが多く来院されている歯科医院では、スタッフが笑顔で働いています。患者さんにも笑顔が見られ、素敵なコミュニケーションが明るい雰囲気を院内につくっています。先生もスタッフも素晴らしい医療・サービスを提供できる環境がつくられ、最高の医療・サービスを提供することができます。そんな歯科医院には、患者さんもスタッフも集まってきます。

時間をかけて「患者さんとの信頼」を強く育ててきた歯科医院には、このような**歯科医院経営のプラスサイクル**が生まれています。

本書が、そして本書でご紹介してきた「トップ1％歯科医院倶楽部」会員の皆さんが実践されてきた「患者さんとの信頼を強くして、歯科医院のファンをつくる取り組み」が、多くの先生方の医院のファンづくり、そして、歯科医院経営のプラスサイクルづくりに役立つことを願ってやみません。

●おわりに

この本を手に取り、お読みいただきありがとうございました。ご縁に心から感謝します。私は第5章で「デンタルコーチング」についてお伝えいたしました。

歯科業界が大好きで、働く女性を応援したい気持ちで起業し15年が経ちました。歯科医院での勤務経験を生かし、現在ではスペシャルな歯科助手教育を中心としたコンサルティング、講演活動（コミュニケーション・患者接遇）を行っております。

私が初めて「コーチング」と出逢ったとき、大きな衝撃を受けました。それは「人の話がまったく聴けていなかった！」という現実を突きつけられたからです。お恥ずかしい話ですが、人を大切に生きることをモットーにしてきた私にはあまりにもショッキングな出来事で、しばらくはこの事実を受け入れられずにおりました。

しかしその後、コーチングの技術である「聴く」を体得した私は、人間関係が思うようにスムーズとなり、さらに深く豊かで、めぐりあう人たちまで変化してきたことを実感しています。

いま先生のところに通院されている患者さんは、先生の歯科医院をどのような位置にポジショニングされていると思いますか？

「痛くなったらいくところ」とか「数ある中のひとつ」、そんな位置から「歯科医院なら絶対ここだ！」というゆるぎない位置に引き上げていきたいですね。そのためには「これだ！」という特化したサービスや医院の特長を感じていただく必要があります。

デンタルコーチングを導入することで「私の話を一番よく聴いてくれる歯医者さん」という印象を強く残すことができるようになるでしょう。それくらい「聴く」ことは一般的に難しく、だからこそ、その威力はとてもパワフルなのです。

歯科の現場では患者さんのニーズを、限られた時間で的確に「聴く」ために、「質問力」と「伝え力」が必要になります。弊社のデンタルコーチングトレーニング研修は、年間を通してオープンスクールで行っております。ぜひ院長先生とスタッフの皆さんご一緒に参加なさってください。

最後になりましたが、この本を通して、デンタルコーチングをお伝えする機会を与えて下さったクインテッセンス出版㈱の村岡廣介編集長に心から感謝申し上げます。

これからも歯科業界で働くすべての方がますます光り輝き、患者さんの笑顔があふれますように心から祈念しております。

平成23年7月1日

株式会社オフィスウエーブ

代表取締役　澤泉　仲美子

●著者のプロフィール

澤泉　千加良（さわいずみ ちから）

㈲ファイナンシャルプラス代表取締役。『トップ１％歯科医院倶楽部』を主宰。全国70超の会員歯科医院の経営を継続的にサポート。また、主宰する『歯科医院サポート会計事務所全国ネットワーク』参加のパートナー会計事務所の顧問先歯科医院の経営サポートも行う。“リコール率・自費診療選択率・紹介患者数という信頼のバロメーターの数字”を高める独自ノウハウを紹介する「紹介体質の歯科医院づくりのための体質改善セミナー」「共感者さん来院型の歯科医院づくりセミナー」が好評。全国で講演活動中（講演実績：日本国際歯科大会、日本顎咬合学会学術大会、日本臨床矯正歯科医会例会、京都府、埼玉県等歯科医師会、同窓会、株式会社モリタなど他多数）、モリタメールマガジン「経営コラム」執筆担当。著書に『紹介・口コミで患者さんは絶対増える』『患者さんを増やす仕組みづくり』（クインテッセンス出版）がある。

【連絡先】㈲ファイナンシャルプラス
〒103-0027 東京都中央区日本橋 1-2-16 BLUEMARK83 601号
TEL：03-3275-8148　E-mail：info@e-8148.com
『歯科医院サポート会計事務所 .net』http://www.shika-kaikei.net

☆患者さんとの信頼強化に活かせる【72の患者さんの目線と信頼強化のポイント】を紹介した小冊子『患者さんの目線から』（Part １～６）を読者限定で無料プレゼントいたします。上記の「歯科医院サポート会計事務所 .net」のサイトからお申し込みください。プレゼント番号【8148】

澤泉　仲美子（さわいずみ なみこ）

㈱オフィスウエーブ代表取締役。デンタルスタッフスタディーグループ（ＤＳＳＧ）を主宰。㈻三幸学園にて1500名の歯科助手を育成後、日本歯科助手協会会長に就任。平成８年㈱オフィスウエーブを設立。歯科助手育成経験に加え、女性力・女性視点を歯科医院経営に活かしデンタルスタッフ教育コンサルティング事業を展開する。患者接遇マナー研修を毎月オープンスクールで開催している他、コミュニケーションスキル、働くモチベーションセミナーが好評（講演実績：各歯科医師会、同窓会、ＣＨＰ研究会（歯科助手支部）、ノーベル・バイオケア・ジャパン㈱、福島医療専門学校、他多数）。デンタルコーチングは、歯科医院の現場に特化したコーチング術としてＤＳＳＧで独自に開発。患者さんに信頼され、最良の治療のコーチとなることを目的としたコーチング術を歯科助手のステップアップステージとして提供中。著書に『患者さんに好かれるスタッフ習慣術55』（クインテッセンス出版）がある。

【連絡先】㈱オフィスウエーブ　〒162-0814 東京都新宿区新小川町 9-10-108
TEL：03-6265-0081　E-mail：ow@office-wave.jp
http://www.office-wave.jp/

☆オリジナルＤＶＤ『信頼を生む患者接遇術』『デンタルコーチング術ダイジェスト』を読者限定で無料プレゼントいたします。上記の「オフィスウエーブ」のサイトからお申し込みください［オフィスウエーブ］［検索］。プレゼント番号【8148】

〔歯科医院経営実践マニュアル〕
ファンをつくり出す歯科医院経営

2011年9月10日　第1版第1刷発行

著　　者　澤泉《さわいずみ》　千加良《ちから》
　　　　　澤泉《さわいずみ》　仲美子《なみこ》

発 行 人　佐々木一高

発 行 所　クインテッセンス出版株式会社
東京都文京区本郷3丁目2番6号　〒113-0033
クイントハウスビル　電話(03)5842-2270(代　表)
(03)5842-2272(営業部)
(03)5842-2280(編集部)
web page address　http://www.quint-j.co.jp/

印刷・製本　サン美術印刷株式会社

ISBN978-4-7812-0217-4　C3047

定価はカバーに表示してあります